PETRA BELSCHNER

ICH
TANZE AUF
DEM
VULKAN

Ich tanze auf dem Vulkan

"Vom Glück, Alkoholikerin zu sein"

Interview mit mir

Petra Belschner am 8.8.2013

meinem 56.Geburtstag

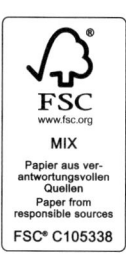

Bibliografische Information der Deutschen Nationalbibliothek:
Die Deutsche Nationalbibliothek verzeichnet diese Publika-
tion in der Deutschen Nationalbibliografie; detaillierte bibliografische Daten sind im Internet über http://dnb.dnb.de abruf-
bar.
Erstauflage 2/2013
© 2014 und © Petra Belschner 3.Auflage 2018
http://petrabelschner.com

Illustration: Petra Belschner
Layout und Covergestaltung: Lukas Klinser, Lieserbrücke
Bild: Gekaufte Fotolia-Lizenz: © ag visuell - Fotolia.com

Herstellung und Verlag: BoD – Books on Demand, Nor-
derstedt
ISBN: 9783732297740

Gewidmet:

meinen beiden lebenden Kindern Maximilian und Vivien,
die weise und liebevoll sind, mich
aushalten, lieben und tragen

meiner Mutter und meiner Schwester, die mich durch
viele schwere und schlimme Stunden
begleitet haben

Danke dafür von Herzen.

Philipp, der mich durch die Zeit nach dem Tod meines
Sohnes Timo getragen hat

Timo, der mir gezeigt hat, dass wir nie sterben

Ich liebe Euch tief und ehrlich.

Ich widme auch den Menschen dieses Buch, die mich in
vielen tiefen, dunklen Stunden meines Lebens begleitet
haben. Allen Ärzten, Therapeuten, Kollegen, Freunden,
allen Menschen, die mich durch Nächte und Tage geführt
haben.

Auch danke ich **den** Menschen, die mich über die vielen
Jahre ermutigt haben, dieses Buch zu schreiben. Ihr alle
wisst, dass Ihr gemeint seid.

Ich liebe Euch☺

ICH BIN DER ROCKSTAR UNTER DEN TROCKENEN

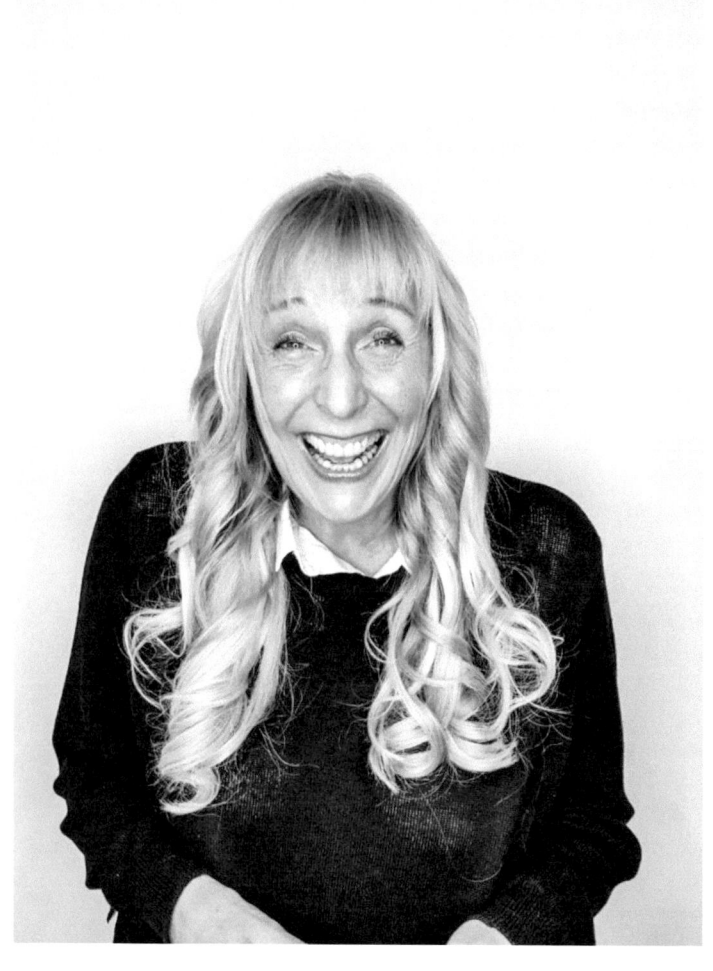

Jedes Denken wird dadurch gefördert,
dass es in einem bestimmten Augenblick sich nicht
mehr mit Erdachtem abgeben darf,
sondern durch die Wirklichkeit hindurchmuss.

Albert Einstein (1879-1955), Nobelpreisträger

Wir befinden uns in einer völlig neuen Zeit. Alles geht schneller, oberflächlicher, angst- und sorgenvoller. Die Arztpraxen sind überfüllt mit Menschen, die nahe am Abgrund stehen. Nicht mehr ein und aus wissen. Jugendliche ohne Perspektiven, überforderte Eltern und Großeltern. Die Selbstmordraten waren noch nie so hoch, auch bei Kindern und Jugendlichen. Die Krankheiten nehmen zu. Die Süchte und die Abhängigen nehmen zu. Schokoladen, Tabletten, Rauchen, Alkohol, Drogen, Ritalin, Sex und viele andere nicht so offensichtliche Süchte haben in jeder Familie ihren Raum eingenommen. Oft verharmlost, spät erkannt.

Burnout-Stress-Süchte-Krebs-Lebensmüdigkeit – und viele andere Erscheinungsformen – sind die Tagesbegleiter der heutigen Zeit.

Eine bekannte Hauptprägung ist die ANGST.

Angst vor dem Leben
Angst vor der Schule
Angst vor dem Zahnarzt
Angst vor der Zukunft
Angst vor der Mutter, dem Vater, dem Partner
Angst vor der Arbeit
Angst vor Spinnen
Angst vor weiten Plätze
Angst vor Unwetter
Angst vor dem Fliegen
Angst vor Bakterien
Angst vor Krebs
Angst vor Menschenmassen
Angst vor Hunden, Katzen, Schlangen

Panikstörung
Angst vor dem Älterwerden
Angst zu Erröten
Angst vor Berührung
Angst vor sich selbst
Angst vor den anderen Menschen
Angst vor Krankheit
Angst zu Versagen
Angst verlassen zu werden
Angst alleine zu sein
Angst vor der Zukunft
Angst vor Kritik
Angst vor Höhe
Angst vor dem Reden
Angst nein zu sagen
Angst vor dem Sterben
Angst vor dem Tod und so weiter

UND: DIE ANGST VOR DER ANGST

ABER: **Angst tötet Liebe!**

In diesem Zusammenhang wird es für den einen oder anderen von euch – als Nicht-Alkoholiker – befremdlich sein, ein Buch über die Alkoholsucht zu lesen.

Meine Gedanken- und Gefühlsansätze sind dir möglicherweise fremd. Es fällt dir schwer, dich mit dieser Art von Fragen auseinander zu setzen. Vielleicht hast du selbst auch keine Probleme, und liest dieses Buch wegen eines geliebten Menschen, der dir fremd geworden ist. Wegen eines Angehörigen, der sich in ernsthaften Schwierigkeiten befindet? Oder geht es doch um dich?

Ich frage Dich:

- Trinkst du zu viel?
- Hast du oft versucht, aufzuhören?
- Hast du dir Tagesziele beim Trinken gesetzt?
- Warst du in Therapie
- und bist rückfällig geworden?
- Denkst du oft und viel an Alkohol?
- Hast du Schuldgefühle?
- Trinkst du dich warm vor Festlichkeiten?
- Trinkst du heimlich, alleine?
- Rechtfertigst du deine Trinkgewohnheiten?
- Hast du zeitweise versucht, den Alkohol zu vermeiden?
- Deine Familie macht dir Vorhaltungen?

Es gibt noch viele Fragen. Wenn du eine davon mit JA beantwortet hast, von den hier aufgeführten Fragen, steckst du bereits in einer Sucht.

„Gesund werden in schwierigen Zeiten"
„Gesund sein in neuen Zeiten"
„Gesund bleiben in allen Zeiten"

Das ist die Aufgabe, vor der wir alle stehen. Es ist niemals zu spät und es ist selten zu früh, sich auf den Weg zu machen! Wir Menschen leben in einer sich neu aufbauenden Welt. Eine neue Zeit, ein neues Zeitalter ist in den Startlöchern. Eine Zeit, und ein Leben, in dem es jedem Menschen, ob alt oder jung, ob krank oder schon gesund, gut gehen kann, gut gehen muss. Dein Schritt, dein Anteil hier ist, heute und jetzt Deine Entscheidung für Gesundheit zu fällen.

Einleitung

Dieses Büchlein zu schreiben ist für mich eine revolutionäre und auch mutige Entscheidung.

Möge es dich inspirieren, das ganze Buch zu lesen und davon deinem Freund zu erzählen, der vielleicht in ernsthaften Schwierigkeiten steckt.

Ich beantworte meine Fragen nach bestem Wissen und Gewissen, wie es sich für mich darstellt. Ich erhebe auf keinen Fall einen Anspruch auf Wahrheit und Richtigkeit.

Wahrheit ist immer subjektiv.
Realität ist immer subjektiv.
Gesundheit ist auf jeden Fall subjektiv.
Heilung ist immer subjektiv.

Ich werde meine Wahrheiten äußern, damit jedem Menschen, der in einer Abhängigkeit lebt, die Möglichkeit offensteht, sich aus seinen Fesseln zu befreien.

Jeder Mensch ist abhängig, süchtig, nach irgendetwas, nach irgendjemandem.

Es ist egal, aus welcher Sucht, egal zu welchem Zeitpunkt, egal von welchem Startpunkt aus und egal mit welchem Ziel er sich befreien muss.

Sucht hat für mich drei oder auch mehrere Erklärungen. Drei davon sind folgende:

- „nichts zu fühlen „nichts mehr zu fühlen"
- „leer zu sein, sich ganz leer zu fühlen
- „Krankheit der Seele"

Aber auch eine große Chance! Für mich ist die Alkoholsucht, meine Arbeitssucht, die in drei Burnouts endete, meine Magersucht, Sehnsucht, Sucht nach Anerkennung, nach Wichtigkeit, nach Liebe das größte Geschenk.

Deshalb bin ich eine glückliche Alkoholikerin.

Ich hätte die wirkliche Dimension des SEIN niemals gefühlt, geschweige denn erkennen können, ohne diese unbeschreibliche, nicht auszuhaltende LEERE.

Wie gefällt Dir das?

Wenn wir nichts mehr fühlen, nichts mehr haben, nicht einmal mehr unsere Gesundheit, dann ist doch alles möglich. Aus dieser Leere heraus ist doch alles möglich? Ich sage ja, denn wir haben keine Angst mehr, wenn wir alles verloren haben. Ich kenne diese Lebenslagen ganz genau. Aus dieser Situation heraus ist alles möglich, alles.

Sucht, Abhängigkeiten, Schmerz, Leid, Mangel - das alles können wir vom spirituellen Ansatz auch als eine Abwesenheit von Heil sein beschreiben.

Ein Gefühl von nicht dazugehören, von getrennt sein. Die Abwesenheit eines inneren Friedens, der nur entsteht aus einem Bewusstsein der Einheit, der Einheit mit allem-was-ist.

Diese Einheit kennen wir als göttliche Energie bezeichnet, eine höhere Macht, oder Gott, oder Allah, Brahman, oder sonstigen Bezeichnungen.

Es ist eine Fülle, die auf ein Bewusstsein über mich hinausweist.

Aus dem Gefühl der Trennung entsteht die Sehnsucht.

Diese Sehnsucht kann jedoch der Antrieb für Wandlung, Veränderung, Entwicklung, Wachstum und bewusste Evolution sein.

VERÄNDERUNG

Das Leben ist Veränderung.
Veränderung in jedem einzelnen Augenblick.
Veränderung findet immer statt, auch wenn du es nicht möchtest oder bemerkst.

Der Mensch tendiert und drängt immer nach einem Stillstand nach einem „so-soll-es-bleiben" Zustand, anstatt die Wahrheit über die Veränderung zu kennen und zu akzeptieren. Denn diesen Zustand gibt es nicht. Diesen „so-soll-es-bleiben" Zeitraum gibt es nicht, er ist nicht existent. Er ist eine Illusion.

Dieser Zustand ist in unserem Lebensplan und in unserer Lebensaufgabe nicht vorgesehen.

Das Leben ist Evolution! Es ist ein Vorangehen, ein Weitergehen und eine Veränderung in jedem Moment der kommt und geht.

Das Leben IST DIE VERÄNDERUNG, die sich durch uns in jedem einzelnen Augenblick zum Ausdruck bringen möchte. In jeder Blume, in jedem Tier, in jedem Baum und in jedem Menschen wird uns die Allmacht der Göttlichkeit bewusst. Und diese Göttlichkeit möchte sich zum Ausdruck bringen, sich zeigen und offenbaren.

Wir müssen uns der Veränderung hingeben, wie einem Strom der nie still steht.

Der Fluss, die Sonne, der Wind - sie stehen nie still und sie tun auch nichts.

Im Gegensatz zu uns Menschen. Wir tun immer irgendetwas.

Die Sonne scheint, weil es die Aufgabe, die Lebensaufgabe der Sonne ist, zu scheinen. Sie will nichts von uns dafür zurück, sie tut dies einfach, weil es ihre Bestimmung ist und ihr Auftrag.

Sehen wir uns das am Beispiel eines Baches an. Der Bach, das Wasser stehen nie still. Es ist nicht die Lebensaufgabe des Wassers „still zu stehen". Das „stille Wasser" steht auch nie still, es scheint nur, „still zu stehen". Jedes einzelnen Teilchen, jedes Lebewesen, jeder Stein, jedes Tier, jede Pflanze, jeder Mensch: niemals stehen irgendetwas oder irgendjemand still.

Es ist eine Illusion, die wir uns eingeprägt haben, dass starre Muster, starre Erscheinungen „still stehen" und dadurch unbeweglich erscheinen.

So wehren wir uns ein Leben lang gegen Veränderungen. Das beginnt doch bereits im Kindesalter. Wir sollen mit drei Jahren aus unserem geliebten Umfeld gerissen werden, von der Mama weg aus dem behüteten Zuhause, hinaus in die Fremde. Wir kommen in den Kindergarten. Es dauert nicht sehr lange, bis die nächste Veränderung in unserem Leben steht bereits vor der Türe steht. Ich rede hier vom „Ernst des Lebens": Dem Schulbeginn. Die nächste wichtige Lebensphase beginnt mit der Pubertät. Das junge Leben endet dann meistens mit dem Stichtag der Volljährigkeit.

Ein großer Schritt in das Leben eines Erwachsenen beginnt mit dem Erwerb des ersten Autos. Die Belohnung ist ein großes Stück mehr Freiheit. Möglicherweise kommt der nächste große Sprung im Leben in Gestalt einer Hochzeit, der Geburt eines Kindes, dem Tod der Eltern, dem Verlust des Arbeitsplatzes, neuen Ausbildungen, neuen Berufen oder Be"rufungen", einer Trennung, eine Scheidung oder was sonst noch alles auf uns zu.

Es ist ständig in Bewegung, unser Leben. Die einzige Erklärung: Das Leben hat die Tendenz sich fortzubewegen, immer und stetig.

Wie gerne würden wir die Zeit anhalten. Wie gerne würden wir gute Zeiten und schöne Tage einfach festhalten. Momente und Emotionen werden abgespeichert und sehnsüchtig herbeigerufen.

Gelänge es uns jedoch, den Fluss und die Veränderung als einen IST–Zustand zu erkennen, würden wir nie mehr in diese Sehnsucht verfallen. Und hier findet bereits die Überleitung zu meinem Hauptthema statt: SUCHT. Wir reden hier von der Sehnsucht der Menschen.

Auch die Sehnsucht ist eine Sucht. Sie gehört zu den nichtstofflichen Süchten. Im Vergleich zur Alkoholsucht macht sich die Sehnsucht nur weniger schnell bemerkbar. Sie schleicht sich an und bricht dann mit Gewalt hervor. Natürlich meistens im ungeeigneten Augenblick.

Die Sehnsucht hat übrigens die Tendenz zu bleiben.
Es ist die Natur der Sehnsucht.

Sie nistet sich ein und macht es sich sehr schnell, sehr gemütlich. Sie bearbeitet und beeinflusst uns bis zur Gewöhnung. Und Gewöhnung bedeutet immer Sucht und Abhängigkeit. Wir kommen nicht mehr los von der Sehnsucht. Die Sehnsucht hat Besitz von uns ergriffen.

An Weihnachten und in der Adventszeit kommen diese Sehnsüchte ganz besonders bei den Menschen hervor. Sie erinnern sich an ihre Kindheit, an den Weihnachtsabend, an den Nikolausabend, an die Speisen, die die Mutter aufgetischt hat, die Beleuchtung des Tannenbaumes, die der Vater anbrachte, an die Küsse der Großmutter und die Umarmung der Tante – einfach an viele Dinge und Menschen, die uns lieb und wert sind.
Menschen erinnern sich aus vergangenen Erfahrungen und Begegnungen und projizieren diese Muster in die Zukunft. So beginnt ein Teufelskreis, wie in den meisten mir bekannten Fällen. Wir lernen nicht aus den vergangenen

Ereignissen, sondern holen diese in jedem einzelnen Moment hervor, um daraus unsere Zukunft zu erschaffen. Wir tun dies unbewusst, denn bewusst würde sich sicherlich kein Mensch eine Alkoholsucht verursachen.

Ich bin auch nicht morgens aufgestanden und habe mich entschieden, so nun werde ich dieselbe Säuferin wie meine Mutter. Das war ja damals so schön und so angenehm und hat allen Familienmitgliedern so viel Freude gemacht. Deshalb muss ich das jetzt sofort auch nachmachen.

Nein, im Gegenteil. Ich wollte dieses Leben meiner Mutter, meiner Eltern, auf gar keinen Fall nachleben, kopieren. Ich wollte auch das Leben meiner Großeltern nicht weiterleben. Auf gar keinen Fall wollte ich dies alles in bewusster Absicht. Ich hatte den Zerfall aller psycho-sozialen Strukturen und aller körperlichen Zu- und Umstände gesehen bei meiner Mutter.

Und doch! Ich stelle hiermit die mir bekannteste Quartals-Trinkerin der Welt vor: Mich!

Und nicht nur die bekannteste Quartals-Trinkerin, nein, auch die mit den meisten Erfahrungen und Rückfällen, Entzügen, Toden und Wiederauferstehungen. Ich durfte erfahren, dass es möglich ist, jede einzelne Entscheidung der Vergangenheit, jeden Mist, den ich verbockt habe an mir und an anderen Menschen, zu korrigieren.

Jeder einzelne Moment bringt allen Menschen die Möglichkeit, sich neu zu entscheiden. Eine Entscheidung zu treffen, die uns in ein „Gesundenland" führt.

Das Gesundenland, gefüllt mit Frieden, Freude, Glückseligkeit, Dankbarkeit, Demut, Liebe, Harmonie und grenzenlose Energie und Gesundheit.

Dieses Land ist hier und jetzt zu haben.
Es ist Dein Gesundenland. Es ist eine Einstellung, ein Bewusstsein. Du bist das Gesundenland. Mit Dir fängt alles an. Mit Dir und Mir und deshalb

entscheiden wir uns für das Wichtigste in unserem Leben.

Für uns!   JETZT!   So sei es!

Ich möchte mich vorstellen.

Ich bin Petra, die „Trockene!". Über 23 Jahre lang war ich Petra, die „Trinkerin!". Ich bin heute 56 Jahre jung, Mama von 3 Kindern: Meinen Zwillingen Vivien und Maximilian und von Timo, verstorben im Februar 1991.

Meine Zwillinge Vivien und Maximilian kamen 1994 zur Welt. Ich danke und ich liebe.

In meiner Jugend und dem späteren frühen erwachsenen Alter war ich Tochter eine Alkoholikerin, bevor ich selbst zur Alkoholikerin wurde.

Im Alter von 13 Jahren hatte ich Konfirmation, offizieller und kirchlich legitimierter Start des Weintrinkens. Die erste Begegnung mit Alkohol, der mich viele Jahre als zweite Haut und Seele begleiten sollte.

Im Alter von 18 Jahren hatte ich meinen ersten Vollrausch. Von da an ging es schleichend bergab. Im Alter von 20 Jahren bekam ich Magersucht und wog 46 kg. Mit 30 Jahren hatte ich schon regelmäßig meine Vollräusche und Ausfälle. Mit 34 war ich schon einmal tot. Mit 38 Jahren war ich schon dreimal tot. Mit 37 Jahren hatte ich einen Zusammenbruch und wog 127 kg.

Mit 39 Jahren war ich AM ENDE.

Und hier beginnt meine Geschichte.

Der Tanz beginnt

Liebe Petra,
ich habe heute - an deinem 56.Geburtstag –
folgende Fragen an dich:

**Im Alter von 17 Jahren fing deine
Alkoholabhängigkeit an.
Wie kam's dazu? Gab es ein prägendes Erlebnis,
das dich dazu veranlasst hat, zur Flasche zu greifen?**

Mein Einstieg in die Abhängigkeit von Alkohol begann als Kind, um es genau zu nehmen. Es ist so, dass Kinder – so auch ich – natürlich das als „wahr" und „richtig" nehmen, was die Eltern vorleben. Ich bin in einem schwäbischen Dorf mit Weinbau und Obstbau groß geworden. Meine Eltern hatten eine Schuhfabrik, die im Erdgeschoss unseres Wohnhauses eingerichtet war. Wir hatten ca. 10 Mitarbeiterinnen.

Der Tagesablauf war ganz einfach: Montag bis Freitag 7 – 9 Uhr arbeiten, dann kam mein Vater zum sogenannten zweiten Frühstück nach oben. Serviert wurden eine „Jause", oder wie wir im Schwabenland sagen „Vesper" und ein Krügel mit Most, den er zu diesem Zweck aus seinem Gewölbekeller frisch zapfte. Wir hatten Streuobst Wiesen und daher immer zwei bis drei Fässer Apfel- und Birnenmost im Keller. Entweder wurde der Most pur getrunken oder mit Sodawasser verdünnt. Was meine Mutter damals trank, erinnere ich nicht mehr genau. Es ist jedoch davon auszugehen, dass sie ebenfalls eine Most-Schorle mittrank.

In den großen Ferien half ich immer mit in der Schuhfabrik, von sechs Wochen Sommerferien arbeitete ich vier, um mein Taschengeld aufzubessern. Ich hatte mich natürlich dem Rhythmus der Arbeiterinnen und meines Vaters anzupassen und stand auch um sieben Uhr in der Fabrik. Darauf wurde großen Wert gelegt. Überhaupt wurde immer großen Wert daraufgelegt, dass „man" alles ordentlich macht und wenig auffällt. Eine große Gewichtung in unserem Familienleben lag in der Darstellung nach „außen"; wir könnten dazu sagen „was die Leute denken!" So war es immer ganz klar, dass alle Familienmitglieder, die in der Schuhfabrik arbeiteten, auch zur selben Zeit anfingen, Pause machten und den Tag beendeten.

Um neun Uhr war also Vesper-Pause und so ab der Konfirmation, im Alter von dreizehn Jahren, begann ich auch mit zu frühstücken – natürlich auch meistens mit einem Glas Most, allerdings mit Wasser vermischt. Ich stellte fest – daran erinnere ich mich – dass mir die Arbeit leichter von der Hand ging. Der Arbeitstag dauerte auch für mich bis 16 Uhr. Danach war aber noch kein Ende in Sicht, denn dann ging es auf die verschiedenen Grundstücke, das ganze Obst und Gemüse holen, das so jeden Tag wuchs und zu ernten war. Ich erinnere mich, dass meine Mutter zu diesem Zeitpunkt schon ziemlich fertig war, eine Frau im Alter von 33 Jahren.

Ein Zusammenbruch war eigentlich vorauszusehen. Mental und emotional war sie damals schon ziemlich in die

Alkoholsucht geschlittert, ganz einfach, weil sie das ganze Tagespensum einfach auch nicht mehr schaffte. Eine junge Frau gerade mal Anfang 30, geheiratet mit 19, erstes Kind mit 20, zweites Kind mit 25., die Schuhfabrik, dann Heimarbeiterinnen betreuen, das ganze Obst und Gemüse immer versorgen und sie durfte niemanden zur Hilfe holen, das macht „man" nicht und viele andere Dinge, die sich so über den Tag ansammelten.

Im Alter von 13 Jahren hatte ich Konfirmation. Einen Tag vorher hatte meine Mutter mit meiner Oma einen Autounfall, für den meine Mutter sich verantwortlich fühlte. Die Oma kam ins Krankenhaus und meine Mutter fühlte sich schrecklich, ganz grauenvoll war dies für mich anzuschauen als Kind. Sie schrie und weinte den ganzen Abend, als es passierte, und ich war völlig hilflos und überfordert, kannte ich doch meine Mutter als Frau, die alles mehr oder weniger im Griff hatte.

An diesem Tag begann das Alkohol Schicksal unserer Familie, das mich zum heutigen Tag und zu diesem Buch gebracht hat.

Ich kann mich gut erinnern, als abends unser Haus-Arzt noch kommen musste, um meiner Mutter zu helfen, die völlig am Ende war. Er sagte damals zu meiner Mutter: „Bevor ich Tabletten gebe, empfehle ich dir, lieber öfters mal einen Cognac zu trinken, der wird dir guttun!". Meine Mutter tat übrigens immer was andere Menschen sagten und so folgte sie natürlich den Anweisungen des Arztes prompt und auch intensiv. Sie begann damals „legal", weil vom Arzt verordnet, Cognac zu trinken. Jeden Morgen trank sie ein Glas und ein Glas nachmittags. So ging das auch viele Monate gut und für mich war das auch völlig in

Ordnung, bemerkte ich doch nicht, dass diese Gewohnheit schon bald in Abhängigkeit und in Sucht übergehen sollte.

Mein Vater holte sich zur Abend Jause, die war immer so 17 – 18 Uhr, wieder einen Most aus dem Keller, (er hatte das auch von seinem Vater so übernommen und es deshalb für richtig befunden), und ging danach noch für ein bis zwei Stunden arbeiten.

Zufrieden mit dem Tageswerk wurde dann ab 20 Uhr Feierabend gemacht und die Weinflasche aus dem Keller geholt. Ich möchte hier anmerken, dass wir aus dem Schwabenland, dem Land des Vierteles-Schlotzers kommen und da ist es heute noch die Regel, dass die Menschen abends ihren Wein trinken.

Die Schwaben trinken ihr Viertele. Wenn es dabei geblieben wäre, aber meiner Erinnerung nach waren es mehr als ein Glas Wein – auch bei meinem Vater damals. Betrunken waren meine Eltern damals nie.

Zur Konfirmation, im Alter von 13 Jahren, dürfen die Kinder bei uns in Schwaben übrigens offiziell zum ersten Mal Alkohol trinken. Das ist heute noch so, von der Kirche legitimiert mit dem Abendmahl. Und so bekam ich an der Konfirmation 1970, mein erstes Glas Rotwein zum Mittagessen.

Ja, ich denke, dass diese Ereignisse schon einmal prägend genug waren. Zur Flasche zu greifen würde ich das allerdings nicht nennen. Es war einfach normal, die Psychologen nennen das Verhaltenstherapie. So wurde mir das später einmal in einer Alkohol-Therapie erklärt. Im

Freundeskreis war es mit 13-14 Jahren auch damals schon üblich, dass bei Feiern und Festen Bier getrunken wurde. Auch nach der Schule, samstags, gingen wir immer in die Kneipe, um einen sogenannten „Stiefel" Bier zu trinken und das Wochenende einzuläuten.

Meinen Eltern fiel das nicht auf, wenn ich mit einer Bierfahne dann Samstag von der Schule nach Hause kam. Warum? Ich kann das nicht beantworten, ich habe keine Ahnung. Möglicherweise aus Zeitmangel oder ganz einfach, weil es damals keinem Menschen auffiel, weil diese Trinkgewohnheiten in Familien üblich sind. Das ist heute noch so und wird auch in traditionellen Gegenden und sehr katholischen Gegenden noch sehr gepflegt. Also Augen auf im Straßenverkehr!

Kannst du dich noch an deinen ersten Rausch erinnern, und an den Tag, als du zum ersten Mal Alkohol getrunken hast?

Oh ja, das kann ich und meine Freundin Andrea sicherlich auch. Meinen ersten Rausch hatte ich an meinem 18.Geburtstag. Hier sprechen wir natürlich von einem richtigen Rausch. Die Jahre davor war ich auch des Öfteren angeheitert. Du meinst aber sicherlich einen richtigen Rausch.

Also: wir waren gerade vom Kärnten Urlaub nach Hause gekommen. Hier haben wir immer (damals gab es den Zoll noch), Stroh Rum und diesen süßen Marillen Likör mit nach Hause genommen. Ich hatte ja im Sommer immer gearbeitet und so habe ich auch für mich jedes Jahr – für meine „Hausbar" – ja so etwas hatte ich damals mir schon eingerichtet- ein bis zwei Flaschen Marillen Likör gekauft und mitgenommen.

Diese wurden mit der Familie, Eltern, Großeltern, und Freundin Andrea dann an meinem 18.Geburtstag vernichtet. Ich kann mich noch genau erinnern. Das war mein erster richtiger Vollrausch. Und von Eltern- und Großeltern Seite aus völlig normal angesehen, zumal wir hier nicht heimlich, sondern zuhause auf der Terrasse alle zusammen getrunken hatten.

Beschreibe bitte die Jahre deiner Abhängigkeit!
Was hat sich in diesen Jahren für dich verändert?

Hier könnte ich 100-200 Seiten schreiben, ich weiß gar nicht, wo ich anfangen soll. Ich schreibe meine prägnantesten Erlebnisse und damit erledigen sich – glaube ich – auch ein paar weitere Fragen von allein:

Aufgefallen ist mir die Abhängigkeit sehr viel später, deshalb muss ich den Verlauf noch etwas genauer schildern. Als meine Mutter bereits ziemlich abhängig war, hatten wir immer Bier im Haus. Gegenüber war ein kleiner Getränkehandel, und wir waren befreundet. So schickte mich meine Mutter immer „rüber", um ab und zu auch abends oder früh morgens, ein paar Flaschen Bier zu holen. Aufgefallen ist dies niemand. Da meine Mutter sich schon ziemlich verändert hatte war es so, dass ich abends sehr oft weg ging, und meine Schwester mitnahm, damit sie aus dem Haus kam.

Es gab damals schon viel Streit im Haus. Und da gingen wir natürlich auch in die Kneipe. Ich trank damals schon mehr als viele andere meiner Freunde und vertrug auch viel. Wenn es mir morgens mal nicht so gut ging, sagte meine Mutter, trink doch kurz ein Glas Bier, bevor du zur Arbeit fährst. Man soll immer mit dem anfangen, mit dem man aufgehört hat. Die Erfahrung hat gezeigt, dass es mir tatsächlich durch dieses Glas dann mit dem Kater vom Vorabend immer möglich war, den ganzen Tag gut zu überstehen. So habe ich mich daran gewöhnt. Es wurde zu einer Gewohnheit, nach einem durchzechten Abend, morgens ein Glas Bier zu trinken. Später wurde das natürlich eine ganz andere Geschichte. Viele Jahre ging das sehr gut, was auch nicht heißt, dass ich jeden Abend betrunken war. Damals wenigstens noch nicht.

Ich habe mich mit 20 Jahren verlobt, am 40.Geburtstag meiner Mutter. Am Abend vorher war sie sehr betrunken und ich habe damals schon keinen guten Kontakt mehr zu ihr gehabt. Da es zu Hause kaum mehr auszuhalten war, bemühte ich mich wirklich sehr, das Haus verlassen zu können.

Also: ein Mann musste her.

Er war auch schnell gefunden bei meinem Aussehen und meiner durch den Alkohol verursachten lockeren Art, mich mit Menschen zu unterhalten und diese Menschen auch gut zu unterhalten. Er wohnte in der Nachbarschaft, ein gut aussehender junger Mann, der sich unsterblich in mich verliebte. Ich fühlte mich endlich angenommen und etwas wert. Er schenkte mir die Aufmerksamkeit, die ich zu Hause nie bekam. Meine Schwester verursachte sich schon recht viel Aufmerksamkeit, in dem sie eine schlimme Gelbsucht bekam und immer umsorgt und gepflegt werden musste. Ein toller Mann, mit viel Zeit für mich und viel Liebe, dafür danke ich ihm heute an dieser Stelle, falls er es lesen sollte.

Leider trennte er sich allerdings später von mir und das verknüpfe ich schon ein bisschen mit dem Alkohol. Wenn ich heute zurückdenke, fällt mir auf jeden Fall zu allererst die Sexualität auf, die mir immer nüchtern viel zu schaffen machte. Ich kann mich an keinen einzigen Abend erinnern, den ich mit ihm „nüchtern" verbrachte. Ich möchte hier nochmals ausdrücklich anmerken, dass ich hier immer nur angeheitert war, nie volltrunken. Naja, der eine oder andere von Euch wäre bei der „kleinen" Menge schon voll, lach.

Ich erinnere mich nicht mehr genau, aber ich glaube, dass es damals anfing, dass sich die Mengen gesteigert haben. Eine parallel dazu laufende Sucht begann mit der Trennung von diesem Mann. Er trennte sich von mir, weil ich angeblich zu wenig Gefühl zeigen konnte.

Heute kann ich das wohl bestätigen, damals war ich tief gekränkt und in meinem minderwertigen Selbstgefühl natürlich sehr bestärkt und getragen von seiner Aussage. Was parallel dazu begann war diese Identifizierung mit meinem

20

Aussehen, mit der starken Konzentration auf meine Äußerlichkeit, auf das „außen."

Ich hatte ja vorhin schon erwähnt, dass ich so aufgewachsen bin. Immer mit der Orientierung an „das was im Außen wichtig ist!" Wichtig waren die Nachbarn, die Freunde, die Lehrer, der Arzt, die Familie, usw. Ich verknüpfte die Erfahrung mit diesem Mann ganz einfach mit meinem Aussehen. Es musste doch einiges an Fehlern an mir gefunden werden, damit ich eine Rechtfertigung dafür in meinem Kopf hatte, dass er sich von mir getrennt hat. Ich konnte nur eine Lösung finden: *Ich bin zu dick!*

So begann ich, nichts mehr zu essen. Und die Betonung liegt hier auf „nichts mehr essen!" Ich ernährte mich in den tiefsten Zeiten der Magersucht von einem Zitronen-Joghurt, den ich mir den ganzen Tag einteilte. Jede Stunden einen Löffel Zitronen-Joghurt. Ja, du hörst richtig! Es ist die Wahrheit, ich lebte von einem einzigen Zitronen-Joghurt pro Tag.

Eine fürchterliche Sucht begann sich parallel zu entwickeln. Ich schlitterte unbemerkt in Magersucht und in der Folge in eine Krankheit, die heute Bulimie genannt wird. Damals sagten sie „Fress-Brech-Sucht" dazu.

Einen Vorteil jedoch hatte diese Suchtverlagerung, wie ich sie nennen möchte. In dieser Phase trank ich natürlich keinen einzigen Schluck Alkohol.

Dies war übrigens, so glaube ich, auch in den nächsten 20 Jahren meine Rettung. Ich bin eine fachlich qualifizierte und medizinisch begründete und erklärte und differenzierte „Quartalstrinkerin!"

Das bedeutet für meine Trinker-Karriere, dass ich viele, lange und kurze Trockenphasen in meiner fast 25 – jährigen nassen Zeit hatte.

Diese „trockenen Phasen" entstanden durch die unendlich vielen Diäten meines Lebens. So konnte sich meine Leber immer wieder sehr stark regenerieren. Und glaube mir: „ich kenne jede Diät dieser Welt!". Die neuesten Diäten oder „nicht-Diäten" sind mir unbekannt, da ich jetzt völlig anders lebe, mich ernähre und trage.

Ich bin sehr dankbar dafür, wer auch immer sich dafür verantwortlich zeigt.

So magerte ich von 64 kg auf 43 kg ab und fand mich ganz einfach toll. Ich hatte endlich etwas gefunden, das meine Eltern auf mich aufmerksam machte. Sie beschäftigten sich den ganzen Tag damit, mir etwas zu Essen aufzuschwatzen und einzutrichtern! Erfolglos, natürlich, wie du dir denken kannst. Aber: ich hatte die volle Aufmerksamkeit und ich genoss es in Zügen. Meine Kleidergröße schrumpfte auf 32 und ich kaufte in der Kinderabteilung meine Kleidung. Ich erinnere mich noch sehr gut an dieses Wohlgefühl des dünnen Körpers.

Unser Körper hat ja ein Zellgedächtnis, das auch heute noch, nach 30 Jahren sich hier sehr zuverlässig an diese dünnen Tage erinnert und mich doch den einen oder anderen Tag dazu verleitet, mich wieder in diese „alten Klamotten" zu zwängen.

Es war eine Zeit, in der ich das erste Mal mit dem Wort „psychiatrische Klinik" oder „Psychologe" in Kontakt kam.

Unser damaliger Hausarzt –Gott hab in selig– wollte mich zur Zwangsernährung schicken. Ich kann mich noch heute an den Geruch in seiner Praxis erinnern, als er dies meiner sehr besorgten Mutter mitteilte.

Wie so oft in meinem Leben kam mir das Glück oder der Freund „Zufall" zur Hilfe. Heute weiß ich, ES nennt sich „der liebe Gott, der in Form eines Zufalls mit mir sprach!" Danke dafür.

Ich hatte mit meiner Freundin Andrea eine Reise an die Algarve gebucht. Vorher hatte ich mich in Balingen bei meiner Tante Anne mit einer Luxus-Garderobe ausgestattet und war startklar für eine Abenteuerreise nach Portugal. Und wir flogen und vertrösteten den Arzt auf „nach dem Urlaub."

Ja, wie so oft auch später in meinem Leben, habe ich mich durchgesetzt. Wir flogen nach Portugal und ich nahm fünf Kilogramm zu. Aber ich möchte hier nicht zu weit ausschweifen in das Thema Magersucht und Bulimie, denn das würde schon alleine ein ganzes Buch füllen. Lasst uns zurückkommen zum Alkohol Thema. Das interessiert dich, deshalb sitzen wir ja heute zusammen.

Während des Urlaubs begann sich das Thema Alkohol auch bereits wieder zu aktivieren, hatten wir doch ein paar interessante Wiener Männer kennengelernt. Da ich ja gelernt und erfahren hatte, mich nur unter Zuhilfenahme von

Alkohol mit Männern beschäftigen zu können, ging das in Portugal doch auch flott wieder los mit der Sauferei. Vor dem Essen einen Apéritif, eine Flasche portugiesischen Wein zum Abendessen, einen Cognac danach und Longdrinks an der Bar und in der Disco bis weit nach Mitternacht.

Ich war mit 17 Jahren schon berufstätig. Ich wollte immer studieren und eine Lehrerin für die Fächer Englisch und Sport werden.

Hatte nicht geklappt, da mein Vater der Meinung war, die Zeit des Studiums wäre reine Verschwendung. Ich würde ich ja sowieso bald heiraten. Ich erlaube mir hier anzumerken, dass ich heute, im zarten Alter von 56 Jahren, noch nie verheiratet war. Aus heutiger Sicht lässt sich das karmisch natürlich gut erklären, hatte doch mein Unterbewusstsein hier sehr großen Einfluss ausgeübt.

Also begann ich im Alter von 17 Jahren in einem Büro zu arbeiten. Ich hatte nach der Mittleren Reife eine Hochschule besuchen dürfen, die sich auf Betriebswirtschaft konzentrierte. Somit wurden mir drei Lehrjahre erspart. In diesem Büro waren zwei alleinstehende Damen, die sehr neidisch auf mich waren. Auf mein Aussehen und meine Umgangsformen und auf alles was ich sagte, und tat und die haben mir viele Jahre lang sehr zugesetzt.

Es wurde dort immer viel gefeiert und ich natürlich mitten drin. Die Kollegen waren alle älter als ich, viel älter als ich, und animierten das Küken, mitzuhalten. Alle meine Kollegen fanden das total super, dass ich immer so am Ball war und mittrank und mitfeierte – damals wenigstens noch. Viele Jahre später war genau dieses Mitfeiern und Mittrinken der Grund für meinen Rausschmiss. Doch eins nach dem anderen, ich überhole mich sonst beim Erzählen.

Im Alter von 22 Jahren traf ich den nächsten Mann, der ein Meilenstein in meinem Säufer-Leben werden sollte. Meine Freundin Andrea und ich waren Mitglieder im örtlichen Skiverein und gingen an Wochenenden mit auf die verschiedenen Ski-Ausflüge.

Wie es der Zufall wollte, traf ich ausgerechnet auf ihn, einen gut aussehenden aber völlig verstörten Einzelgänger. Er war ein Tyrann, was ich damals nicht wusste. Er sah gut aus und ich war stolz, dass er mich erwählte, um „mit ihm zu gehen!". Ein Fußballer war er und ich immer dabei am Fußballplatz.

Es gab kein einziges Wochenende, das wir für uns verbrachten. Wir waren nur mit den Kumpels am Fußballplatz oder in den Kneipen. Ich trank damals schon regelmäßig auch mit und die Fußballer fanden das einfach ganz toll, eine Frau, ein echter Kumpel. Die Räusche nahmen zu. Aber ich hatte ja mein Frühstücks-Bier.

Mit diesem Mann kam ich nicht klar, ich war ihm hörig, in allen Bereichen. Er bekam Macht über mich und zwar schlimmster Sorte. Mit meiner Mutter konnte ich nichts mehr anfangen, mit meinem Vater auch nicht, da er viel Streit und Sorgen mit seiner Ehefrau hatte. Sie wurde auch immer mal wieder weggeschafft, ins Krankenhaus, oder in eine Entzugsklinik für ein paar Tage.

Ich wohnte noch zu Hause, was sich aber schnell änderte. Dieser Mann mietete eine Wohnung und ich „durfte" immer Freitag – Sonntag da einziehen. Zum Putzen, Sex, Fortgehen, Einkaufen und Kochen.

Freitag nach der Arbeit fuhr ich immer Einkaufen, das hatte er zur Bedingung gemacht, dass alles schön gerichtet ist, mit dem Essen und so „wenn ich schon bei ihm wohnten durfte" die drei Tage.

Ich habe damals – bis er freitags kam (immer so gegen 20-21 Uhr) regelmäßig eine Flasche Champagner getrunken. Diese Flasche Champagner, die habe ich mir gegönnt! Es ist ja vornehmer, und es ist auch nichts Verwerfliches, ein paar Gläschen Champagner zu trinken. Die Leute im Fernsehen, in den Filmen, trinken das auch und das macht sie zu etwas Besonderem. Ja, unglaublich, aber so dachte ich damals.

Das ging viele Monate so. An diesen vielen Wochenenden war ich immer betrunken. Sonntagabends ging es dann wieder nach Hause zu den Eltern: Ausnüchtern.

In dieser Zeit mit diesem Mann hatte ich meine ersten sehr schlimmen Erlebnisse. Ich habe mich sowohl sexuell zu den perversesten Spielen hingegeben (im Suff), als auch schlimme Sachen gemacht. Zum Beispiel habe ich so die Kontrolle verloren, dass ich ihm Winter bei Schnee, barfuß im Schlafanzug durch die Balkontür (war ebenerdig) raus ging, mich auch die Terrasse in den Schnee setzte, und meinte auf der Toilette zu sitzen.

Ein anderes Erlebnis war, dass ich genauso, mit Schlafanzug und barfuß einfach aus dem Haus ging und irgendwo hin spazierte oder heim wollte. Das erinnere ich noch genau. Ein Nachbar hielt mich auf und brachte mich zurück zu meinem „Freund" in die Wohnung. Dem war gar nicht aufgefallen, dass ich nicht mehr neben ihm saß. Oh, das hat ihm damals gar nicht gefallen, dass ein Nachbar „seine" betrunkene „Freundin" nach Hause brachte, im Nachthemd, mitten in der Nacht, ohne Strümpfe, ohne Schuhe. Obwohl er nie mich als Freundin bezeichnete ☹

Ich meine mich zu erinnern, dass es damals anfing, dass er mich schlug, ins Gesicht, auf den Kopf natürlich, immer voll rein.

Nach zwei Jahren ungefähr kaufte er sich eine Wohnung. Ich sollte, oder durfte, oder musste, miteinziehen.

Wochen zuvor bemühte ich mich um eine eigene Wohnung, da es zu Hause überhaupt nicht mehr auszuhalten war. Meine Mutter war nur noch betrunken, wurde von meinem Vater aus Hilflosigkeit auch noch verprügelt, ich immer mitten drin, meine Schwester irgendwo.

Es muss sich hier lesen wie in einer Assi-WG, so war es aber nicht. Das möchte ich hier an dieser Stelle unbedingt betonen. Meine Eltern haben sich trotz aller Unzulänglichkeiten sehr bemüht, ein einigermaßen gutes Familienleben zu leben. Heute weiß ich, es war ganz einfach aus eigenen Geschichten meiner Eltern heraus unmöglich für sie, es anders zu machen. Ich liebe sie, heute, mehr als früher. Mit meiner Mama bin ich heute „dick befreundet", bitte nicht so wörtlich nehmen☺. Damals waren wir eine nach außen hin gut funktionierende Familien-Maschine.

Oh, mir fällt gerade ein, ab und zu hatten meine Mutter und ich mit ein blaues Auge und eine gebrochene Nase. Die Leute sagten: „Das ist auch kein Wunder, das muss ER ja tun, der arme Mann. Was der mit der Frau alles mitmacht." *Na ja, so sagte man damals, so hieß es immer.*

Auf jeden Fall wollte ich weg von zu Hause, von der Verantwortung für die Mutter, die Schwester, den Vater, die Nachbarschaft. Mein Vater äußerte sich hierzu sehr deutlich: „Ich verbiete dir, dass du ausziehst!" Den Rest erspare ich mir.

So nun war ein Mann da, der mich in seiner Wohnung wollte, ein Mann mit gutem Einkommen, guten Manieren (nach außen hin wohlgemerkt), gutem Aussehen. Das überzeugte meine Mutter und sie überredete meinen Vater zu seiner Zustimmung.

Wow, endlich von zu Hause ausziehen, toll, ich war begeistert, endlich saufen und machen und tun können, was ich will. Damals war es schon so, dass ich im Büro anfing zu trinken. Wir hatten eine Küche und da waren die ganzen Spirituosen für die Gäste deponiert. Auch hatten wir immer viele Gäste zu bewirten. Ich arbeitete in einer Firma mit vielen Auslandsgästen. Es wurde regelmäßig ein großes Büffet aufgebaut (von mir und der besagten Kollegin) und immer Champagner „satt" serviert. Die Reste in den Flaschen und die Reste vom Essen durften immer wir in der Abteilung konsumieren. Das war immer toll. Legitim saufen, sag ich heute dazu. Die Lizenz zum Saufen in der Öffentlichkeit – lach. Aber der Reihe nach.

Ich ging oft morgens in die Küche und holte mir einen kleinen Schluck aus den Flaschen und füllte diese mit Wasser wieder auf, damit es keinem auffiel. Meine Kollegin hatte hier die Kontrolle über den Einkauf.

Es ist zu sagen, dass es mir schon selbst auffiel, dass ich viel Alkohol trank. Hättest du mich damals gefragt, hätte ich es niemals als *Sucht* bezeichnet. Ich hatte damals kein Gefühl dafür, süchtig oder abhängig zu sein, obwohl meine Mutter wirklich in der tiefsten Phase ihres Lebens war.

Ich zog also bei diesem Mann ein. Der Einzug fand wirklich unter Pauken und Trompeten statt. Meine Mama wollte damals uns mit Essen und Trinken versorgen. Sie hatte wirklich gute Absichten damals, ich verstehe das heute sehr gut. Catering für die Umzugshelfer und für uns. Sie kam leider zu Mittag besoffen an, dass ich mich zu Tode schämte. Ein guter Einstieg. Nun wussten auch seine Freunde noch, dass meine Mutter eine Alkoholikerin war.

So wurde ich zur Tochter der Trinkerin, die selbst Trinkerin war. Ich hinterließ gleich am ersten Tag in der gemeinsamen Wohnung einen tollen Eindruck auf meinen Freund und seine Freunde, die mithalfen. Bei jeder Gelegenheit, die sich in den darauf folgenden Monaten und Jahren bot, bekam ich genau diese Situation auf das Butterbrot geschmiert. Das war einer seiner großen Trümpfe, die er benötigte, um mich klein zu halten. Ich fiel natürlich immer darauf herein, mein Gott, wie konnte ich nur?

Meine Mutter kam dann auch kurze Zeit danach für die Dauer von sechs Monaten in eine Entzugsklinik an den Bodensee. Es ging nicht mehr ohne ärztliche Dauerbegleitung. Viele Jahre lang war sie immer – leider erfolglos - in sogenannten Kurzzeit Therapien in Heilbronn. Zuhause zurück ging das ein paar Wochen gut und wieder ab nach Heilbronn. Ich hatte so die Nase voll von diesem ganzen Mist und diesem Müll und hatte selbst keine Ahnung, dass ich bereits im tiefsten Sumpf und tiefsten Abgrund der Sucht steckte.

Ich erinnere mich noch an eine Auflage der Therapie meiner Mutter. Sie musste sich mit uns in Gegenwart der Therapeuten aussprechen und so fuhren wir hin. Mein Vater rief mich noch vorher an und sagte: „Aber dass du dich zusammen nimmst und schön anziehst morgen, nicht so auffällig und dass du auch nüchtern bis und gut gekämmt. Ich möchte mich nicht mit dir blamieren und auf keinen Fall möchte ich mit dir unangenehm auffallen!"

Ich war damals 23 Jahre alt. Wir besuchten sie und spielten auch dort unsere Familienrolle perfekt, wie du dir denken kannst. Meine Mama hatte einen Käsekuchen gebacken und sie sah so gesund und glücklich aus. Es sollte nur für kurze Zeit so sein.

Selbst Säuferin, machte ich damals meine Mutter für meinen ganzen Scheiß verantwortlich und ich habe mich so geschämt, eine Säuferin als Mutter zu haben. Heute erinnere ich, sie hat mir als Mama ganz einfach gefehlt. Mein Vater hatte alles damals auch noch verstärkt mit seinem Verhalten und seinen Äußerungen. Es war immer ganz wichtig zu wissen, dass wir doch Unternehmer waren, und eine angesehene Familie am Ort. Und die Mitleidstour, dass ausgerechnet seine Frau ihm so etwas antue. Ich bin darauf reingefallen. Ich schäme mich dafür, dass ich auch so dachte: „Ausgerechnet meine Mutter, was sie mir antut!"

Dass ich bereits in ihre Fußstapfen getreten war, kam mir nicht in den Sinn. Erst ein bis zwei Jahre später bekam ich den ersten direkten Hinweis, als mein Partner sagte: „Du bist schon wie deine Mutter."

Das saß und katapultierte mich in rasanter Schnelle in die Tiefe der Trinkerei.

Er nahm keine Rücksicht auf mich, in keiner einzigen Situation. Es lief für ihn alles weiter wie bisher, ich war einfach nur da, aber nur so wie er das wollte. Wollte er mich nicht im Wohnzimmer, ging ich raus. Wollte er Sex, dann soff ich kurz was und dann ging das. Wollte er mit mir weggehen, was selten war, und wenn dann immer nach ein Uhr nachts, also musste ich hier auch wieder nachladen, sonst hätte ich gar nicht mehr aus dem Haus gehen können. Er wollte eine Putzfrau, eine Einkauf- und Waschfrau (keine Waschmaschine, die ist zu teuer, ich musste alles in der Badewanne waschen). Ich überlege grade, das war irgendwann so um 1980 herum.

In der Firma ging es bergab. Ich wurde zwar befördert zur höchsten „Damenstelle" in dem großen Unternehmen, mit großem Einkommen, aber der Chef hatte andere Interessen. Der wollte sich mit mir schmücken, und betatschte mich auch. Zudem kam, dass er Wochenendseminare plante, da musste ich immer mit, warum? Ich erspare mir die Antwort. Es ging alles damals nur mit Alkohol.

Wo waren für dich die meisten Probleme?
(Job, Gesundheit, Beziehung,...)
Und wie konntest du mit den Problemen umgehen?

Es waren hier drei Hauptthemen, die mich schnell und tief in die Sucht brachten:

1. Die Mutter
2. Der Partner
3. Die Firma

Ich war damals mehr oder weniger eine Spiegeltrinkerin, was sich später änderte. Ich fiel eines Tages länger aus und mein Chef nutzte die Gelegenheit, und veranlasste eine „Strafversetzung" in die alte Abteilung. Zurück vom ranghöchsten und am besten bezahlten Arbeitsplatz für Frauen in einem Weltunternehmen auf den alten Arbeitsplatz.

Das war eine Schmach und kaum auszuhalten. Ich wurde gekündigt und musste aber den Rest von 6 Monaten in der alten Abteilung absitzen, weil der alte geile Bock bei mir einfach nicht landen konnte. Für diese Bezeichnung entschuldige ich mich nicht. Und ich soff und soff weiter.

Danach habe ich mich für ein Studium der englischen Wirtschaftslehre und Politik angemeldet und wurde auch aufgenommen. Ich hatte immer Phasen mit viel Energie und Lebensmut.

Der Mann, bei dem ich *immer noch lebte*, hatte einen völlig anderen Lebens-Rhythmus als ich. Kurz vor Mittag stand er auf, ging dann zur Arbeit kam zwischen 17-18 Uhr zurück, warf seine Kleider überall in der Wohnung auf den Boden, ging zum Fußball oder zum Reiten und kam nach Mitternacht angetrunken zurück. Im Gegensatz zu mir allerdings, merkte man ihm am nächsten Morgen von seiner Trinkerei nichts mehr an. Und er verstand deshalb nie, warum es mir nicht auch immer so gut ging wie ihm am nächsten Tag. Es ist leicht vorstellbar, wie er dachte. Er verstand es natürlich überhaupt nicht, dass es mir nicht ebenso gelang, einfach aufzuhören, beziehungsweise am nächsten Tag einfach normal weiterzumachen.

Das erste Semester schaffte ich prima. Ich war froh, aus dem Haus zu kommen. Ich kam erst nachmittags von der Schule zurück und da war er ja weg. Im zweiten Semester musste ich abbrechen. Die ganzen Prüfungen waren überhaupt nicht zu schaffen. Viele Tage lag ich im Pensum hinter den anderen und es war aufgrund meines Gesundheits- und Saufzustandes nicht mehr aufzuholen. Mein Hausarzt schrieb mich krank. Ich ging zum Arbeitsamt und hatte Zeit zum Saufen. Der Exzess ging los. Ich flog natürlich aus dem Semester aufgrund der vielen Fehltage und hatte endlich ein Alibi. Ein zertrümmertes Selbstwertgefühl ist immer eine gute Ausgangsbasis.

Unzählige Tage und Wochen lag ich in meinem Zimmer im Bett, ungewaschen, ohne Essen nur mit meinem besten Freund. Ich hatte mir ein extra Bett in ein anderes Zimmer in der Wohnung gestellt. Die Flaschen waren unterm Bett verstaut und ich stand immer nur kurz- unter größtem Aufwand an Kraft und Willen - auf, um Nachschub zu holen. Was nicht einfach war.

Ich verkleidete mich, legte mir Mullverbände an, damit keiner mein Zittern bemerkte, und fuhr über die Feldwege zu einem nahe gelegenen kleinen Krämerladen. Hier kannte mich *noch* niemand. Und so könnte ich das Nötigste einkaufen und wieder zurückfahren. Verbände um den Kopf, um mein zerschlagenes Gesicht rechtfertigen zu können, Verbände um die Hände und Arme und Beine, um mein zittriges Gehen und meine zittrigen Hände im Laden bei den Kaufleuten zu rechtfertigen.

Unter und mit schlimmsten Entzugserscheinungen fuhr ich mit meinem alten VW über die Feldwege, immer in der Hoffnung, dass die Polizei mich nicht findet oder irgendwelche anderen Menschen mich sehen. So ging das viele Monate lang. Zu meiner Familie gab es überhaupt keinen Kontakt mehr.

Ich hatte hier schon die ersten Entzüge in dieser Zeit, schlimme Entzüge. Stunden und Tage, an die ich mich im Nachhinein überhaupt nicht mehr erinnern konnte.

Eines Tages kam die Mutter meines Partners in die Wohnung und riss mich aus dem Bett, stellte mich unter die Dusche und ermahnte mich. Nun wusste ich erst – und das war damals wirklich das „erste Mal" – dass ein anderer

Mensch etwas bemerkt hatte, oder mir so direkt sagte, dass ich trank! So lange hat das gedauert, bis mir klar wurde, dass ich Probleme mit dem Alkohol hatte.

In dieser Zeit bekamen wir auch ab und zu Besuch von verschiedenen Fußballkollegen. Die „Freundin" eines Sportkameraden war damals schwanger und bei uns zum Kaffee geladen. Mir fällt gerade auf, dass es überhaupt das einzige Mal und das erste und auch das letzte Mal war, dass wir überhaupt Besuch hatten. Zwei bis drei Tage vorher hatte ich mich schon zusammengerissen und es war mir möglich, die Entzugserscheinungen einigermaßen zu vertuschen. So meinte ich damals. Jedoch erinnere ich noch gut, dass sie mich zur Seite zog und direkt ansprach: „Petra, was ist los mit dir? Du siehst ganz anders aus und bist ganz anders als früher!"

Heute sage ich: „Danke Karin für deine Ehrlichkeit damals. Sie hat mir sehr geholfen."

Ihre Ehrlichkeit hat mir den Boden unter den Füßen weggerissen. Mein Aussehen war mir immer das Wichtigste. Wie konnte das nur geschehen, dass man mir das Trinken so ansah? Ich war verzweifelt, tief verzweifelt. Wo sollte ich hin, mit wem konnte ich reden? Es gab nur noch meine Großeltern, zu denen ich Kontakt hatte und so fuhr ich ab und zu dorthin, um mich wieder trocken zu legen, nüchtern zu werden.

Es war der Beginn der Phase, die ich heute als „Quartalsmäßig" bezeichne, also nur alle paar Wochen „Saufen." Dafür aber intensiv und exzessiv. Das hat sich bis zum

Ende meiner Sauferei auch so durchgezogen. Vom Spiegeltrinker zum Quartalssäufer.

Der Spiegeltrinker trinkt regelmäßig und verteilt. Der Quartalssäufer trinkt nicht regelmäßig, aber dafür schnell und viel.

Ich schaffte die Übersetzerprüfung und war auch davor und danach längere Wochen trocken und abstinent, was mich am Leben hielt. Die Phasen der Trockenheit haben mich gerettet, sonst wäre ich damals schon gestorben.

Es sind viele Dinge damals noch passiert. Ich denke aber, die Frage ist hiermit beantwortet.

Ich habe nach meinem Studium eine gute Anstellung bekommen. Danke Herbert, ich konnte dich damals überzeugen. Dort wurde auch viel getrunken und es ging auch nur vier bis fünf Jahre gut, bevor ich auch dort auch rausgeflogen bin.

Im Grunde genommen war es auch hier dieselbe Story wie in der vorherigen Firma.

Während der Zeit in der Stuttgarter Firma hatte ich fürchterliche Erlebnisse, und dafür bitte ich heute noch um Verzeihung, wer auch immer dies vielleicht noch zu lesen bekommt.

Ich erinnere mich an eine fürchterliche Zeit am Eibsee zur Herbsttagung. Ich hoffe, dir reicht dieser eine Satz, denn zu diesem Thema bin ich noch nicht bereit.

Diese Zeit war ganz schlimm für mich und ich hatte unglaublich tiefe Alkoholabstürze wegen eines Mannes, der auch noch Kollege zugleich war.

Wenn ich mir heute vorstelle, wofür ich mich verschenkt habe und an wen. An einen Mann, der nach dem Sex nachts auf stand, seiner Freundin anrief und sagte er müsse noch arbeiten und käme später, zu mir wieder ins Bett stieg, um dann um spätestens drei Uhr nachts sich davon zu machen. Kannst du dir vorstellen, wie eine Frau sich dabei fühlt? Ich hatte es zugelassen und war sehr tief in diese sogenannte „Affäre" verstrickt.

Mir fällt gerade ein gutes Versteck für meine Weingläser ein, das möchte ich doch noch kurz erzählen. Da ich immer regelmäßig im Laufe eines „Sex-Abends" – und mehr war das nicht – nachtanken musste, ohne dass es jemandem auffiel, habe ich mir ein Versteck ausgedacht. Es war mein Kosmetikkoffer im Badezimmer.

Den habe ich heute noch – lach! Benutze ihn natürlich NICHT mehr für Weinverstecke. Der Kosmetikkoffer musste übrigens für viele Schmuseabende, auch mit anderen Männern, herhalten.

Darin hatte ich, bevor er kam, immer viele gefüllte Weingläser versteckt, die ich bei jedem Toilettengang natürlich leerte. Finde ich übrigens heute noch witzig. Na ja, an Einfallsreichtum mangelt es mir heute noch nicht.

Allerdings war ich so gut in meinem Job, dass eine Hamburger Schallplattenfirma mich von der Stuttgarter

Schallplattenfirma abwarb. Und so wurde mein Selbstwertgefühl wieder gesteigert. Ich zog um in eine 760 km entfernte Großstadt. Auf Probe.

Mit fällte gerade etwas ein. Das möchte ich unbedingt noch nachtragen. Ich war übrigens ausgezogen beim ER, über Nacht, als er Skifahren war. Mit unbekannter Adresse. Zwei Jahre später erst hat er mich wieder gefunden.

Meine Güte, wie viele Geschichten mir dazu einfallen. Er kam wieder an und wollte unbedingt seinen geliebten Thunfisch und Eiersalat serviert bekommen. Na ja, wenigstens etwas Gutes ist ihm in Erinnerung von mir geblieben. Du fragst, ob ich ihn reingelassen habe? Natürlich! Was glaubst du denn? Aber, ich habe ihn auch wieder gehen lassen, nach einmal Eiersalat, und einmal Thunfischsalat.

Wir trafen uns viele Jahre später wieder. Wie schon gesagt, es gibt keine Zufälle. Da war ich schon trocken. Bei einem Kinderfest trafen sich unsere Kinder, meine Zwillinge und sein Sohn. Ja, so spielt das Leben. Es war damals tatsächlich auch ein gutes Gespräch möglich. Danke dafür.

Ich bin dann nach Hamburg gezogen. Ein Vierteljahr auf Probe; dann wurde ich übernommen. Ich war alleine in der Großstadt. Eine Dorfpomeranze alleine in einer Weltstadt. Das Tor zu Welt – Hamburg. Und das Bier war immer da. Mehr als vorher natürlich. Ich hatte ja Frau Kontrolletti nicht mehr um mich herum.

Frau Kontrolletti wird später noch des Öfteren in den Geschichten auftauchen. Meine Mama. Verzeih Mama, wenn du dies jemals auch zu lesen bekommst. Aber du wirst es sicherlich nicht leugnen, Frau Kontrolletti gewesen zu sein.

Da ich nur am Wochenende soff, fiel es keinem Menschen auf. Aber selbst hier, in den ersten drei Monaten, musste bereits die Feuerwehr meine Tür öffnen, und mich bewusstlos aus der Hölle befreien. Ich kam in die Entzugsabteilung der Klinik St. Georg. Wer Hamburg kennt weiß, was da für Leute eingeliefert werden. Der Stadtteil St. Georg ist der Drogenmittelpunkt der Stadt. Dort kam ich wieder zu mir.

Oh Gott, ich fühle jetzt gerade sehr intensiv diese Leere, diese Ängste in dem lauten Krankenhaus in der Entzugsabteilung. Wie viele Liter Wasser habe ich damals getrunken in dieser Nacht? Wie viele Tränen habe ich in dieser Nacht geweint? Ich glaubte damals, niemals mehr würde ich mehr Wasser vergießen. Eine Täuschung, sollte sich später herausstellen.

Ich wurde von einer besorgten Kollegin abgeholt, die von meinem Chef (ein Ex-Alkoholiker, stellte sich damals heraus☺), beauftragt war. Wir fuhren zu einer anderen Kollegen, bei der ich dann unter Aufsicht das Wochenende verbringen musste.

Ja, das war hart! Ich war 30 Jahre alt. Ich hatte Angst und schämte mich vor meinen neuen Arbeitskollegen zu Tode. Aber ich wurde nicht gefeuert, weil mein Chef als „Trockener" gleich erkannte, dass er mir helfen musste.

Zusammengefasst: Die Jahre in Hamburg waren toll. Die Erfahrung zu missen, würde mein Leben heute völlig anders aussehen lassen. Danke an alle in dieser Zeit.

Ich hatte viele Phasen der Trockenheit, aber auch viele Wochenenden der Sauferei. Nur habe ich es lange wirklich im Griff gehabt, nur Freitag und Samstag zu trinken. Sonntags rannte ich dann wirklich wie ein aufgescheuchtes Huhn hin und her, um nüchtern zu bleiben. Weißt du, wie lange Minuten dauern? Weißt du, wie lange Stunden dauern können?

Die Chefs wechselten und damit meine Chance, nicht mehr so kontrolliert zu werden. Ich veränderte mich zusehends. Alle wollten mich als Fremde in der Großstadt immer einladen und beschäftigen. Es war total lieb von ihnen, aber ich blieb lieber alleine und isolierte mich zusehends. Ich wollte doch saufen zu Hause, da war es nur möglich, oder entziehen und trocken bleiben. Das war egal. Beides war gleich anstrengend.

Oh Gott, mir fällt auf, dass ich alleine über die Hamburger Jahre ein ganzes Buch schreiben könnte.

Nach vielen Jahren wurde es allerdings so schlimm, dass die Firma mir nahe legte: Therapie oder Kündigung. Es war damals schon so, dass ich für Tage komplett ausfiel, wenn ich nach den Sonntagen eben nicht mehr aufhören konnte. Da musste immer meine Mutter von Süddeutschland mit der Bahn kommen, um mich „rauszufahren", wie sie es nannte. Das dauerte damals noch so circa drei bis fünf Tage, bis ich ohne großes Zittern, ohne große Ängste war, einigermaßen essen und schlafen, mich waschen und bewegen konnte. Du fragst nach meiner Mutter, richtig: Ja, meine Mutter war damals schon viele Jahre „trocken!"

Wir hatten auch ärztliche Begleitung und ich ging damals schon zu einer Selbsthilfegruppe, die ganz in der Nähe meiner Wohnung war. Ich hatte viele Kontrolleure, von denen ich dir einige vorstellen darf.

Ein Kontrolleur wohnte direkt in der Wohnung unter mir. Ach ja, ich vergaß zu erwähnen: Ich wohnte in einem alten Patrizierhaus in Hamburg-Mitte. Es lebten ungefähr 12 Parteien dort. Drei davon waren Kontrolleure.

Also der gute Mann, der unter mir wohnte, war ein Berliner. Ein ebenfalls trinkender Kameramann, auf den ich mich später im Suff auch mehrmals einließ. Bäh, da kommt mir heute noch das Speien. Verzeih mir Mischa, Gott hab' dich selig im Himmel, du hattest es auch nicht leicht und wir haben auch viel gelacht, wenn wir nüchtern waren. Er wurde von meiner Mutter beauftragt, genau zu beobachten und zu berichten, wann und wie ich das Haus verlasse und wieder betrete.

Ich wohnte im ersten Stock, eine grausige alte Holz-Wendeltreppe war hochzugehen und hinten am Ende des Flures befand sich meine Wohnung. Gleich links an der Treppe lebte ein Pärchen, abhängig von Drogen und Zigaretten, auch von Mama beauftragt. In der Wohnung dazwischen lebte ein älteres Ehepaar. Die durften durch den Türspion genauestens darauf achten, ob ich an ihrer Türe nüchtern vorbei kam. Auch da hatte natürlich Mama die Hand im Spiel. Verzeih mir Mama, ich weiß, du hast es gut gemeint und ich würde das heute auch so machen. Ich liebe dich sehr und freue mich über unsere gute Zeit heute.

Dann gab es gegenüber auf der anderen Straßenseite ein Ehepaar, das mich mit dem Fernglas beobachtete. Für die Nicht-Hamburger ist vielleicht hier ist anzumerken, dass es in Hamburg keine Fenster mit Vorhängen und Rollläden gibt und jeder freie Sicht in die Wohnungen anderer Leute hat.

Im Wohnhaus neben uns lebte ein trinkendes Ehepaar, sehr behilflich und gefällig. Wenn ich aus meinem Küchenfenster blickte, sah ich direkt in deren Küche. Umgekehrt funktionierte das natürlich genauso. Die hatten auch den Auftrag, mich genauestens zu beobachten. Ich denke aber, sie hätten sich die Aufgabe auch selbst gestellt, mich zu bevormunden. Diese Menschen hatten alle keine Arbeit und nichts zu tun, außer mich zu beobachten, was sie auch gerne taten.

Das machte mich damals sehr wütend und aggressiv. Dazu kam, dass meine Mutter mich täglich um sieben Uhr in der Früh anrief, zur Kontrolle. Wenn ich nicht ran ging, war „Schicht im Schacht" oder „Land unter."

Meine Mutter sagt heute dazu, dass sie immer genau wusste, dass ich einen Rückfall hatte.

So musste ich auch in nüchternen Zeiten natürlich immer gleich ans Telefon, um meine Mutter zu schonen. Glaubst jemand, dass es Zeiten gibt (auch für nüchterne Menschen), wo ein Mensch nicht mit seiner Mutter telefonieren will? Es war damals unmöglich. Ich war die Marionette der Menschheit. Glaubt das jemand heute? Und doch ist es die Wahrheit. Im angeheiterten Zustand laberte ich ohne Ende mit meiner Mutter. Auch dann war natürlich sofort klar: Rückfall. Ein fürchterliches Leben unter Kontrolle mit Kontrollverlust, heute kaum vorstellbar. Der Kontrollverlust war übrigens schon viele Jahre vorher eingetreten. Kontrollverlust bedeutet, nach dem ersten Schluck nicht mehr aufhören zu können. Das ist ein elendiger Zustand.

Ich möchte ein paar Worte zu meinem persönlichen Empfinden, oder der persönlichen Interpretation des „Krankheitsbildes Kontrollverlust" sagen:

Längere Phasen von Abstinenz, wechselten sich mit exzessiven Trinkphasen ab. Charakteristisch für meine Trinkerei und die Trinkerei eines jeden süchtigen Trinkers ist seine mangelnde Kontrolle über den Alkoholkonsum.

Die Einteilungen der Jellinek Typisierung von Alkohol-krankheit, bzw. der Einteilung in „süchtige und nicht-süchtige Alkoholiker" (was auch immer das sein mag):

Haupttypen nach Jellinek (wörtlich zitiert)

«Konflikttrinker» (Alpha-Trinker) –Nicht-süchtig:

Kennzeichnend für diesen Typ eines Alkoholkranken ist die psychische Abhängigkeit vom Alkohol. Wie schon der Name sagt, trinken Konflikttrinker vornehmlich, um irgendwelche Spannungszustände aushalten zu können, z.B. wenn sie vor ihnen liegende Probleme (Prüfungen, Konflikte im privaten oder beruflichen Bereich u.ä.) bewältigen sollen. Weiterhin sind unter diesen Trinktyp Menschen zu zählen, die an schweren körperlichen und/oder psychischen Beeinträchtigungen leiden und glauben, ihre schwierige Situation nur unter Alkohol ertragen zu können.

Konflikttrinker zeigen im Allgemeinen jedoch keine körperliche Abhängigkeit und verlieren auch kaum die Kontrolle über ihr Trinken. Sie schweben jedoch dauernd in Gefahr, sich zum «süchtigen Trinker» zu entwickeln.

«Gelegenheitstrinker» (Beta-Trinker)

Sie trinken nur dann übermäßig, wenn sich in Gesellschaft oder zu bestimmten Festtagen und Feierlichkeiten die Gelegenheit dazu bie-

tet. Körperliche und psychische Abhängigkeit sind bei diesem Trink-typ nicht zu beobachten, selbstverständlich jedoch die üblichen körper-lichen und geistigen Alkoholfolgeschäden.

«Süchtige Trinker» (Gamma-Trinker)

Es gibt Übergänge vom Konflikttrinker zum süchtigen Trinker. Beim süchtigen Trinker besteht meist eine körperliche, vor allem aber eine erhebliche psychische Abhängigkeit vom Alkohol. Süchtige Trin-ker müssen nicht täglich trinken, sie können Tage und eventuell auch Wochen völlig ohne Alkohol leben. Wenn sie dann jedoch einmal eine kleine Menge Alkohol trinken, dann können sie sich nicht sicher sein, dass sie nicht über kurz oder lang einen massiven Rückfall er-leiden. Manchmal trinkt der Alkoholkranke dabei nach dem ersten Glas sofort weiter bis zum Vollrausch, meistens aber steigert er seine Trinkmenge zunehmend über Wochen hinweg, bis er zu irgendeinem Zeitpunkt wieder vollständig die Kontrolle darüber verliert. Häufig ist auch zu beobachten, dass Menschen, die eigentlich schon immer relativ viel Alkohol getrunken haben, durch äußere Problemsituatio-nen (z. B. Ehescheidung, Tod einer Bezugsperson wie Partner oder Mutter oder durch Kündigung im Beruf u. ä.) in einen massiven Al-koholkonsum verfallen und schließlich relativ rasch die Kennzeichen eines «süchtigen Trinkers» aufweisen.

«Gewohnheitstrinker» (Delta-Trinker)

Gewohnheitstrinker sind Alkoholkranke, die gewohnheitsmäßig grö-ßere Alkoholmengen zu sich nehmen. Aufgrund des oft langjährigen massiven Alkoholkonsums besteht bei ihnen meist eine ausgeprägte körperliche Abhängigkeit (Seite 8), verbunden mit der Unfähigkeit, auf Alkohol zu verzichten. Die Kontrolle über ihre Trinkmenge können sie jedoch im Allgemeinen aufrechterhalten. Sie trinken jeden Tag, haben regelmäßig einen mehr oder minder hohen Alkoholspiegel («Spiegeltrinker»), sind aber kaum jemals völlig betrunken.

«Quartalstrinker» (Epsilon-Trinker)

Quartalstrinker sind über Wochen und Monate hinweg völlig abstinent oder trinken genauso kontrolliert wie ein Nichtalkoholkranker. Plötzlich aber steigern sie ihren Alkoholkonsum, trinken dann über Tage hinweg große Mengen, so lange, bis sie körperlich zusammenbrechen. Während dieser Trinkepisoden besteht dann völliger «Kontrollverlust»; durch den massiven Alkoholexzess treten oft schwerste soziale Folgen, manchmal auch körperliche Schädigungen auf.

Quelle: http://www.alkoholsucht.eu/ (6) Zitat Ende.

Hör mal meine Meinung oder vielmehr meine Frage dazu:

„Was bitte unterscheidet einen nicht-süchtigen von einem süchtigen Alkoholiker, außer diesem Blödsinn der hier zitiert wird?"

Ich behaupte, dass es überhaupt keinen nicht-süchtigen Alkoholiker gibt. Wie denn? Wie soll das bitte gehen? Na ja, außer dem angeblich nicht vorhandenen Kontrollverlust beim nicht-süchtigen Trinker, finde ich überhaupt keine Anhaltspunkte dafür, einen Unterschied zu machen.

Die Frage ist doch auch, welcher ist denn nun der „gute" Trinker und welcher der „schlechte" Trinker? Ich kenne viele Familien, in denen diese vermeintlich nicht-süchtigen Alkoholiker großen Schaden angerichtet haben oder anrichten.

Zudem birgt es eine sehr große Gefahr, sich hier in Kategorien zu verlieren, und sich vielleicht als weniger oder gar nicht süchtig zu bezeichnen. So ging es mir jedenfalls. Immer eine legitime Ausrede vom Herrn Doktor parat.

Ich weiß, wovon ich rede. Ich habe von meiner Mutter damals das Alkoholiker-Buch von Jellinek bekommen und mich sehr gefreut, zu den nicht-süchtigen Alkoholikern zu gehören.

Na ja, meinte ich damals. Hat es mir geholfen? Nicht wirklich!

Zurück zum Kontrollverlust:

So war ich nicht in der Lage mit dem Trinken aufzuhören, selbst wenn ich wusste, wann es genug war. Schon nach dem ersten Schluck kam es zu einem unstillbaren Verlangen nach weiterem Alkohol. Bei mir waren viele Kämpfe gegen Rückfälle vorhanden, die ich am Ende immer verlor.

Verlieren heißt in diesem Fall, einen Schluck zu trinken, dann noch einen, meistens dann gleich ein paar Gläser, gefolgt von ein paar Flaschen und nicht mehr aufzuhören.

Es war egal ob Bier, Wein oder Sekt. Es gab Tage, an denen konnte ich zwei Kisten Bier trinken. Und wäre ich nicht in den Sauf-Schlaf gefallen, hätte ich auch an diesen Tagen noch mehr getrunken. Verstehst du? Die Menge spielt keine Rolle mehr in der Sucht. Es geht nur noch um den Vorgang „Trinken." Der erste Schluck am frühen Morgen war der schlimmste. In Rückfallphasen kam es immer wieder zu langen Kämpfen, bis mal endlich ein Schluck Alkohol auch im Magen blieb. Das musste er, damit er sich den Weg in die Blutbahn ebnen konnte.

Alle darauf folgenden Gläser gingen dann natürlich einfacher, bis zu einem gewissen Punkt. Dem Punkt des „zu-viel-von-allem". Dann kam natürlich die Flüssigkeit auch später wieder hoch.

Kontrollverlust kann gefühlsmäßig: so für mich definiert werden:

Hilflosigkeit, Verlust, große Ängste, und absolute Leere. Ich könnte schon sagen „Totale Aufgabe aller Systeme!"

Es ist nicht mehr zu kontrollieren, die Menge nicht, die Zeiten nicht, die Intensität nicht, Dich selbst nicht.

Medizinisch wird der Kontrollverlust in etwa so erklärt:

- *Verminderte Kontrollfähigkeit bezüglich der Menge, des Beginn oder Ende des Konsums (d.h. es wird regelmäßig mehr Alkohol oder über einen längeren Zeitraum konsumiert als geplant oder es bestehen der anhaltende Wunsch und Versuche, den Alkoholkonsum zu verringern oder zu kontrollieren, ohne dass dies nachhaltig gelingt). Quelle Wikipedia (5)*

Bitte beschreibe in drei Worten deine Gefühle, wenn du an deine Zeit der Sucht zurückdenkst:

*Einsamkeit * Angst * Leere*

Meine Mutter würde es so bezeichnen:

*Verzweiflung * Hoffnungslosigkeit * Wut*
** Traurigkeit * Mutlosigkeit*

Ich bin ein sehr starker Mensch, mit einer ungeheuren Willenskraft. Ich musste mich früh durchkämpfen.

Ich war immer alleine!

Als kleines Kind schon wurde ich in mein Gitterbett geschnallt. Man gab mir Spielzeug und kam vier Stunden später wieder nach mir schauen. Die Eltern mussten arbeiten. Als Teenager war ich zu hübsch, um geliebt zu werden. Nach Meinung der Jungs, war ich zu hübsch, um angesprochen zu werden. Die Meinung lautete: „die nimmt mich eh nicht." Na ja, man hätte mich ja mal fragen können.

In der Firma wurde ich beneidet, weil ich so intelligent und natürlich war, eine schnelle Auffassungsgabe hatte und den Vorgesetzten gut zu Hand gehen konnte und vieles mehr.

Keine Freundin, keinen richtigen Freund, keine Familie. So habe ich gelernt, mich durchzukämpfen. Es ging bis fast zum Schluss nur über den harten und äußersten Willen und Kampf, immer wieder ins Leben zurück zu kehren, nie aufzugeben. Nach meinen sehr schlimmen Entzügen, wieder freundlich und mutig zurück zu kommen und wieder da weiter zu machen, wo es von mir erwartet wurde. Das sind meine Gefühle!

Ich könnte heute heulen, wenn ich dies schreibe, weil ich genau fühle, wie ich damals fühlte.

Einsam, am Rande eines Vulkans sitzend, in die brodelnde Tiefe schauend. Ich wusste, irgendwann bricht er wieder aus, der Vulkan. Es ist die Natur des Vulkanes.

Angst davor zu haben, wie ist die nächste Stunde, der nächste Tag, der nächste Monat. Angst davor zu haben, in den Spiegel zu schauen, mit Leuten zu reden, in die Firma zurückzukehren, das Haus zu verlassen, die Ladengeschäfte zu betreten (werde ich den Laden wieder ohne Alkohol verlassen können), Trauer über das Aussehen, Trauer über die Einsamkeit, Trauer über die Familie, die Vergangenheit und Sorgen vor der Zukunft. Angst zu reden, Angst zu schweigen, Angst zu schlafen und Angst aufzuwachen, Angst zu essen, und Angst zu hungern.

Angst mein zweiter Vorname.

Meine Gefühle? Du fragst nach meinen Gefühlen?

Das lässt sich kurz beantworten: lieblos, keine Liebe für mich. Ich fand meine Figur nie gut, meine Haare nie gut, mein Gesicht nie gut, ich hatte Kaufsucht und Magersucht, ich hatte Bulimie und später Fresssucht, ich fand mich ungeliebt, von Männern nicht attraktiv befunden, dem Chef nie genug, der Familie nie genug, den Nachbarn nie genug, die Wohnung nie sauber genug,

„Nie nie nie irgendetwas richtig gemacht."
„Niemals irgendjemandem etwas recht gemacht."

Ich habe mich immer minderwertig gefühlt, von anderen nicht wahrgenommen, nie gut genug, um geliebt zu werden. Ich war traurig und wütend gleichzeitig, lustig und aggressiv, müde und überdreht.

Heute weiß ich, dass die Sauferei einen Grund hatte:
mich kennenzulernen, mich kennenlernen zu dürfen!

Ich war dreimal tot. An einmal erinnere ich mich noch sehr gut.

Das war der vorletzte, schlimme Rückfall, abgesehen von den kleinen Rückfällen, die ja immer wieder dazwischen lagen. Unter einem kleinen Rückfall verstehe ich zwei bis vier Tage trinken.

Ich war im Koma, im Sauf- bzw. Entzugskoma in Hamburg in der Uniklinik und ich sah mich, meinen Körper liegend „von oben". Ich wollte nicht mehr zurück und bekam den Auftrag, nennen wir es Gott gab mir den Auftrag, zurückzukehren. „*Du hast noch viel zu tun,*" sagte er zu mir auf einer Bank in einer Wolke sitzend.

Ich fühle heute noch seine/ihre Gegenwart.

„Geh zurück, und tue das, wozu du da bist! Ich kann dich hier noch nicht gebrauchen! Das ist erst der Anfang Mädchen, also geh zurück, ich will dich hier noch lange nicht sehen!"

Damals waren meine Zwillinge schon auf der Welt. Ich soff immer noch.

Ich hatte einfach nie das Gefühl, geliebt zu werden und natürlich auch nicht, mich zu lieben. Ich meinte immer, wenn mich keiner liebt, bin ich nichts wert. Wenn ich getrunken hatte, war mein Kopf leer. Heute weiß ich, mein vieles Denken war *mit* einem Anlass für den Suff.

Ich habe einen Gedankenapparat, der NIE ruht. Heute kann ich damit umgehen, und ihn nutzen, und zwar positiv.

Ich denke, vielen Alkoholikern, vor allem Kindern— Jugendlichen und Frauen - geht es ebenso. Zu viel Denken, zu viele Fragen, viel zu wenig Antworten.

Mit Alkohol hört das kurzfristig auf. Es kommt kurzfristig zum Stoppen: Das „Gedacht-Werden!" Es denkt mich! Es denkt sich! Das ist das Schlimme.

Es ist nie nicht da !!!!!!!!!!!!!! Verstehst du was ich meine?

Es ist NIE nicht da, das Gedacht-Werden! Es überrollt dich, nimmt dich ein, und besitzt dich, ja es besetzt dich. ES! Dieses ES. Kennst du dieses ES? Kommt ES dir bekannt vor‹?

In den letzten Phasen vor der Therapie war mein Leben besonders schlimm. Ich hatte mich sehr verändert, speziell im sexuellen Bereich. Sex war noch nie etwas, das mir wirklich Freude bereitet hat. Mit Alkohol jedoch wurde ich zum Sex Monster. Ich fiel jedem Mann um den Hals, wollte mit diesem und jenem Mann Sex haben.

Zum Speien halt. Boah!
Meine Entzugstherapie war 1989. Sechs Monate Aufenthalt am Hansenbarg in der Lüneburger Heide, weggesperrt, von allem und allen getrennt. In den ersten Wochen keinen Kontakt nach draußen, auch Ausgangsverbot.

**Alkoholiker verheimlichen so gut es geht
ihre Sucht.
Wie hast du das gemacht?**

Du fragst mich nach dem Verheimlichen? Oh, das Verheimlichen ging gut. In der ersten Firma, wie gesagt, habe ich die Flaschen markiert. In der zweiten Firma soff ich immer mit, da gab es jeden Nachmittag um 17 Uhr einen kleinen Sektumtrunk. Oft holten wir auch schon morgens um neun Uhr das eine oder andere Fläschchen vom Feinkost Böhm. In einer Schallplattenfirma, Leute, da gibt es immer einen Grund zu feiern. Interessanterweise reichte mir das damals noch. Auch hier immer nur am Wochenende: Vollgas in die Tasten.

In den Wasserkästen der Toiletten waren Flaschen. In den Wasserflaschen versteckter Schnaps, in der Handtasche, in der Kaffeebar, in Kosmetiktaschen und Obstkonserven, in Putzmitteln und Einreibetinkturen.

Frauen trinken zu Hause, Frauen trinken heimlich. Somit war das weniger das Problem. Die Beschaffung war ein großes Problem, weil ich mich sehr geschämt habe, wenn ich morgens um sechs oder gar um fünf Uhr früh am Bahnhof Wein, Sekt und Bier kaufte. Ich holte meistens in einer Bäckerei Nachschub. Da konnte ich um sechs Uhr morgens schon hin. Das war an jedem meiner Wohnorte so. Immer mit der Ausrede: „Wir feiern Geburtstag im Büro." Das rechtfertigte die ein bis zwei Flaschen Sekt, die ich mir dann in Geschenkpapier einpacken ließ.

Später in meiner Hamburger Zeit, in den tiefen Abstürzen, waren ein paar Situationen, die ich gerne noch erzählen möchte. Als Trinker schläfst du ja nur komatös, das heißt, du schläfst im Tief- und Vollrausch ein und wachst dann nach ein paar Stunden auf, wenn die Leber beginnt, den Alkohol abzubauen. Idealerweise wird dann nachgeschüttet. Das kann allerdings nachts und vor allen Dingen mit Partner – aber auch ohne – zu einem sehr sehr großen Problem werden.

Längere Zeit gab es in Hamburg eine Kneipe schräg gegenüber. Da bin ich oft im Schlafanzug mit Jacke und Stiefeln nachts um ein oder zwei Uhr schnell hin gewankt, um Nachschub zu holen. Da musste ich mir natürlich viel anhören von den betrunkenen, einsamen, und stinkenden Wölfen, die da herum saßen und nur darauf warteten, eine Frau an grabschen zu können.

In meiner Zeit vor Hamburg war es schwieriger. Da habe ich in einem Dorf gewohnt, da sind die Gehsteige um Mitternacht hochgeklappt. Eine Tankstelle im Nachbardorf, die damals aber auch um Mitternacht zu machte, war mein Catering Server. So bin ich auch hier schon ab und zu in die Kneipen, um dort volle Flaschen zu kaufen.

Aber zurück zur Hamburger Zeit, zur tieferen Absturz Lage.

Zurück von der Kneipe reichte natürlich diese Flasche auch in manchen Nächten nicht unbedingt bis sechs Uhr morgens, wenn die Zeitungsfrau unten links von unserem Hauseingang wieder die Türen öffnete. Und so musste ich in diesen schlimmen Zuständen mich ins Auto setzen, zur Hoheluftchaussee fahren, Geld vom Automaten beheben – Geheimnummer vergessen – kein Geld bekommen – zum Hauptbahnhof in Hamburg fahren – morgens um vier Uhr (da kann sich jeder Mensch vorstellen, was sich da herum treibt) – und dort so lange die Hand ausstrecken, bis einer ein paar Münzen hineinlegt, damit es wenigstens für eine Dose Bier reicht.

Das ist mir zweimal oder dreimal passiert, das sind schlimme Erinnerungen. An eine Situation erinnere ich

mich besonders gut. Hatte ich es endlich zum Hauptbahnhof geschafft, das waren immerhin 10 Autominuten von
dem „erfolglos zu behebenden Bankautomaten" entfernt,
hatte auch schon erfolgreich ein paar Münzen gesammelt,
ging zum Bierstand und dann kamen da ein paar betrunkene Obdachlose und rissen mir die Bierdosen aus der
Hand. Nun stand ich da, von Entzugserscheinungen geschüttelt und in tiefe Tränen aufgelöst und hatte erst kein
Bier. Ich musste nochmals mich hinsetzen, mit dem Hut,
und um ein paar Münzen betteln.

Ein schlimmer Alptraum!
Einer von vielen Alpträumen.

Das ist übrigens ein typisches, ganz typisches Anzeichen für eine Abhängigkeit und eine Sucht. Wenn der
Mensch sich schämt und Ausreden erfindet. Der Verkäu-
fer sollte sich doch eigentlich freuen. Je mehr er verkauft
von dem Stoff, umso besser ist das für seine Kasse. Das
erkennt ein Süchtiger nicht. Er fühlt sich immer und von
jedem beobachtet und ertappt. Als ob jeder Mensch nur
damit beschäftigt wäre, andere zu beobachten. Aber das
Gehirn ist derart fehl geleitet, dass an schlechten Tagen der
Verfolgungswahn siegt.

Ich jedoch, und so machen das hauptsächlich Frauen,
erfand *täglich* neue Geschichten, über 20 Jahre hinweg.

Ich wechselte ständig die Einkaufsstätten und habe jedem erzählt, auch wenn er nicht gefragt hatte, was ja meistens der Fall war, wozu ich diese Mengen Alkohol brauche,
oder wenn es weniger war, dafür aber früh morgens, dass

ich z.B. schnell ein Mitbringsel brauche oder jemand Geburtstag hat oder sonst irgendeinen Mist.

O lieber Gott, hilf allen, die noch in diesem Wahnsinn stecken, oder lasse sie mich finden, damit ich sie unterstützen kann.

Rückblickend:
Die verwirrteste Tat in
deiner Alkoholabhängigkeit?

Ich habe zwei wirklich „schlimme Erinnerungen!" Die erste war ungefähr 1983.

Ich hatte mit dem „ER"-Typen damals in einem Hochhaus gewohnt mit Dachterrasse. Daneben war noch eine Wohnung. Insgesamt waren es vier Hochhäuser mit jeweils fünf Stockwerken. Alle konnten allen Nachbarn auf die Terrasse blicken. Eines Tages, ich hatte keinen Alkohol mehr, es war helllichter Tag, vormittags meine ich, fiel mir ein, der Nachbar könnte ja welchen haben. Dazu ist zu sagen, dass auf der Dachterrasse ein kleiner Raum war, und er hatte eine spiegelverkehrte Wohnung zu unserer. In diesem Raum hatten wir unsere Getränke und er auch. Wir kannten ihn aber nicht, nur vom Sehen. Ich meinte jedoch zu wissen, dass er vormittags das Haus zum Arbeiten verließ.

So, was tun jetzt? Ich ging hinüber an die Wohnungstür und klingelte, um zu sehen, ob er da ist. Ich hätte dann unter irgendeinem Vorwand etwas gesagt, oder gefragt, oder hätte vielleicht auch nach Alkohol gefragt, wobei ich 1983 noch nicht so weit war. Das kam erst Jahre später.

Ich klingelte, niemand da. Gott sei Dank! ER war auch schon weg. Die Terrassen waren durch Eisengeländer miteinander verbunden. Ich stieg auf das Eisengeländer, schon angetrunken, jeder konnte es sehen, was ich tat (der wollte) und kletterte halsbrecherisch auf seine Terrasse, ging in den Abstellraum, holte Bier, so viel ich tragen konnte, und kletterte wieder rüber, soff es aus oder leerte es um, das weiß ich nicht mehr, und kletterte mit den leeren Flaschen wieder rüber. Und wieder zurück.

Dann fiel mir etwas ein, denn wenn ich dann wieder etwas getrunken hatte, funktionierte mein Gehirn wieder kurzfristig, was ja mit einem niedrigen Alkoholspiegel nicht der Fall ist. Das ist fatal. Aber die Wirkung hält leider nur kurz an – das nur kurz erwähnt!

Mir fiel also ein, dass er ja die Polizei holen könnte, wenn jemand was gemerkt hätte oder er was gemerkt hätte und ich nahm ein Desinfektionsspray und kletterte wieder rüber und sprühte alles ein. Ich frage mich heute noch, ob er wohl was gemerkt hat. Das hat nämlich ziemlich gestunken. Was natürlich im nüchternen Zustand da war, die Angst, jemand hat mich gesehen oder er hat was bemerkt. Diese Angst quälte mich über Monate hinweg. Immer wenn ich Polizei sah, bekam ich schon einen Verfolgungswahn.

Ich habe das übrigens zweimal bis dreimal gemacht an verschiedenen Tagen. Lieber Nachbar, wenn du das jemals liest, verzeih mir bitte? Ich konnte nicht anders.

Die zweite sehr schlimme Erfahrung war folgende Geschichte: Einige Tage vor Beginn meiner Therapie 1989 in der Lüneburger Heide, musste ich zu meinen Eltern nach Schwaben. Ich musste mein Auto hinbringen und mich von meinem Vater verabschieden, der damals schon Krebs hatte. Es sah nicht gut aus. Es war Mittwoch und der letzte Tag im Büro. Jeder verabschiedete sich von mir und ich war einfach traurig und hatte unglaublich viel Angst vor der Therapie.

Ich fuhr nach Hause, packte meinen Koffer, bügelte und wie aus heiterem Himmel, es war nachmittags um drei oder vier Uhr (obwohl ich mir fest vorgenommen hatte, nichts zu trinken und auch Tage vorher schon nüchtern war) kam der Gedanke, ein letztes Mal noch was zu trinken. Ich holte mir Sekt, ich trank übrigens damals nur Sekt, Wein oder Bier. Dachte ich ja, das wäre harmloser und fiele beim Einkaufen auch nicht so auf.

Ich holte mir zudem noch eine Flasche Wodka, da die Flüssigkeit wie Wasser aussieht und nicht riecht: Man bekommt auch keine Fahne von Wodka. Ich füllte diesen in kleine Apothekenflaschen, damit meine Mutter den mitgebrachten Alkohol nicht bemerkt. Ich sagte dir ja schon, erfinderisch war ich. Ich bin doch ein schlaues Köpfchen, übrigens heute noch!

Ich war nicht betrunken, aber auch nicht nüchtern. Um drei Uhr morgens klingelte der Wecker, und ich fuhr los. Ich bekam unterwegs einen solchen Suchtdruck, dass ich anhielt und von der abgefüllten Wodkaflasche trank. Und das war einer meiner größten Fehler in meiner ganzen Sauf-Karriere. Denn den Schnaps und den nüchtern getrunken und früh morgens, den war ich nicht gewohnt. Er hatte verheerende Ausmaße und Folgen. Ich bekam einen solchen Suchtdruck und war erst circa eine Autostunde von Hamburg Richtung Süden unterwegs. Es muss in Höhe Celle gewesen sein, als ich zum ersten Mal so gegen vier Uhr von der Autobahn abfuhr. Ich hielt an jeder Tankstelle an, und versuchte mein Glück. Die aber durften Alkohol erst ab sieben Uhr morgens verkaufen und ich musste von der Autobahn abfahren.

Ich fuhr und fuhr und fuhr. Es war in der Nähe von Göttingen, ungefähr zwei Stunden von Hamburg Richtung Süden entfernt, bis ich eine Bäckerei fand, die schon offen hatte. Die hatten nichts außer Jägermeister. Auch den kannte ich noch nicht von der Wirkung her. Besser als nichts. Ich kaufte zwei bis drei Brötchen als Alibi und fuhr an einen Waldrand auf den Parkplatz, soff alle Fläschchen leer. Ab dem Moment weiß ich nichts mehr und zwar wirklich gar nichts mehr. Ich weiß nur, dass ich mit dem Auto in der Gegend rumfuhr, mich super gut fühlte und dass es dunkel wurde. Ich war auch nochmal in einem Penny Geschäft mitten in einer Großstadt, das konnte ich erinnern. Es gab damals noch keine Handys, und du kannst dir vorstellen, meine Eltern warteten seit Stunden auf mich. Mama, Papa, verzeiht mir, ich konnte damals nicht anders handeln.

Ich erinnere mich, dass ich etwas außerhalb der Stadt, die sich dann Tage danach als Göttingen entpuppte, an einem Gasthof nach einem Zimmer fragte und dort auch eincheckte, im Bett lag, und schlechte Gedanken hatte und natürlich einen fürchterlichen Suchtdruck. Gott sei Dank gab es in dieser Pension eine Kneipe. Ich bin dann hinunter gegangen und habe mit zu Hause telefoniert? Meine ich! Da müsste ich mal meine Mutter fragen. Ich habe natürlich dann auch noch Nachschub mit aufs Zimmer genommen und keine Minute geschlafen. Immer auf die Uhr schauend, alle fünf Minuten, bis es hell wurde. Ich wusste ja, ich muss nach Kirchheim fahren. Leute, wer auch immer dies zu lesen bekommt, nur ein Trinker weiß, wie es mir ging in dieser Nacht.

Geschüttelt von tiefster Angst, Verzweiflung, Sorgen und großen Nöten und einem unglaublichen Schuldgefühl durchwachte ich die Nacht. Ich hatte mir fest vorgenommen, gleich Richtung Autobahn zu fahren. Ich checkte aus, das erinnere ich noch, ich bezahlte mit Kreditkarte und trank zuvor noch etwas von dem in Apothekenflaschen abgefüllten Wodka. Was sich auch hier wieder als großer Fehler entpuppte. Denn die Wirkung war genauso schlimm, wohl eher schlimmer, als am Vortag. Ab da weiß ich gar nichts mehr! Mit fehlen hier zwei Tage meines Lebens. Es sollten nicht die letzten Fehltage bleiben, wie es sich nach Jahren herausstellte.

Ich muss durch Göttingen gefahren sein und in einem Penny Markt nochmals Wodka gekauft haben. Völlig untypisch für mich. Was an dem ganzen Tag und danach war? Ich habe keine Ahnung. Ich erinnere mich jedoch, dass ich auf der Rückbank meines Autos lag, auf der Gurthalterung, nicht mehr in der Lage mich zu bewegen, kein Wasser dabei gar nichts, aber nicht schlafend. Ich hörte immer wieder Leute laufen und reden.

Es war kalt und es war Nacht. Es klopften Menschen an meine Autofenster. Ich habe mich auch mit denen unterhalten und gesagt, ich müsse nur kurz ausruhen, um dann weiterfahren zu können. Es klopften dann auch noch zwei Polizisten ans Fenster und fragten ob alles in Ordnung sei. Das weiß ich auch noch und ich sagte, ich müsse mich nur kurz ausruhen und dann weiter fahren. Also dieselbe Story. Komisch, dass die damals nichts gemerkt haben. Ach ja, eine tolle Schauspielerin war ich übrigens auch zu der Zeit. Also, sie gingen wieder.

Danach müssen Stunden oder ein ganzer Tag vergangen sein bis zu der Wahrnehmung, dass ich in einem Rettungswagen aufwachte, mit Blaulicht und Getöse. Ab da setzten auch mein Gedächtnis und meine Erinnerung bruchstückhaft wieder ein. Ich wurde in ein kaltes Behandlungszimmer geschoben, hatte keine Schuhe an, nur eine Leggins, schmutzige Socken und ein Shirt, es war Anfang Oktober, es muss auch früh morgens gewesen sein. Menschen unwürdig. Abschaum Dasein.

Die Leute haben mich Sachen gefragt, die weiß ich nicht mehr. Was ich noch weiß, hör zu! Sie sagten: „Sie haben 4,7 Promille Alkohol im Blut. Sie müssten längst tot sein!" Das Krankenhaus war die Universitätsklinik in Göttingen.

Ich wurde auf die geschlossene Abteilung der Psychiatrie gebracht. Wenigstens hatte ich meine Handtasche dabei. Ohne Schuhe war ich, fast ohne alles. Sie brachten mir Essen, Seife, einen Kamm und ein Handtuch. Ich wurde irgendwie medikamentös versorgt, aber daran erinnere ich mich nicht. Ich erinnere aber einen großen Spiegel, ein dunkles, leeres Zimmer, farblos, kalt, grau.

Mir ging es grauenvoll. Ich fühle sie heute noch, diese unglaubliche Panik, die mich damals erfasste. Diese Panik bekam ich immer, wenn ich an einem Punkt angelangt war, an dem ich wusste, nun muss ich aufhören zu trinken. Die Fragen nach: Wo bin ich, was ist passiert, wo ist mein Auto, was ist mit meinen Eltern, die warten, die machen sich Sorgen, zermarterten mein Gehirn und meine Seele. Ich war so aufgeregt und konnte dadurch viel Energie trotz den 4,7 Promille freimachen. Ich ging ins Pflegerzimmer und telefonierte mit zu Hause.

Dort war man beruhigt. Auf allen Radiostationen bundesweit wurde ich zwischenzeitlich gesucht. Meine Kollegen aus der Firma waren die Autobahn zwischen Hamburg und Kassel abgefahren und haben an jeder Raststätte nach mir gefragt. Ein Mann an einer Raststätte, an einer Tankstelle, hatte sich erinnert, dass ich da war. Von mir fehlte jede Spur. Danke Andrea.

Der Arzt und meine Eltern vereinbarten dann am Telefon, dass sie mich am nächsten Tag, Samstag war das schon, holen kommen, musste ich doch nüchtern am Dienstag darauf in der Entzugsklinik ankommen. Das war Bedingung und Voraussetzung für die Aufnahme in der Hansenbarg Klinik. Und Alkohol baut sich ja nur zu 0,1 Promille pro Stunde ab. Da lässt sich leicht ausrechnen, dass mir wenig Zeit blieb.

Das war mir zu lang. Erneute Panik ergriff mich. Ich ging ein bisschen den Gang auf und ab. Ich war ja in der

„Geschlossenen". Alles zu. Keine Menschenseele auf den Fluren. Es musste auch schon spät abends gewesen sein, so sieben bis acht Uhr. Dann ging ich wieder in mein Zimmer zurück.

Es dauerte nicht sehr lange, bis ich einen Impuls bekam. Ich habe keine Ahnung woher der kam und was mir dann die Kraft gab, Schritte zu unternehmen. Ich glaube heute: „Alles war geführt", aber in Wirklichkeit kann das dir nur der liebe Gott beantworten.

Ich packte entschlossen meine Tasche, ging aus dem Zimmer, ging an den ganzen offenen Schwesternzimmern vorbei, auch an dem Telefonraum, in dem ich zuvor saß, und der noch voll besetzt war mit Pflegern, und lief und lief ganz ruhig und bestimmt immer weiter und immer weiter, ohne Schuhe! Die Türen öffneten sich, und ich ging die eine Treppe runter, die nächste und war im großen Eingangsbereich der UNI-Klinik Göttingen. Ich schritt auf die große Ausgangstür zu, die Leute grüßten mich. Vor der großen „sich öffnenden" Eingangstür – stand schräg *in Fahrtrichtung* -ein schwarzer BMW direkt vor der Eingangstür mit geöffneter Beifahrerseite und keinem Fahrer.

Das ist wirklich so passiert. Ich bin eingestiegen, intuitiv, wie ferngesteuert vom lieben Gott, vom Schutzengel, wie auch immer. Ich schloss die Tür, ein Mann stieg ein, ca. Mitte 30 und fragte mich: „Sie sind in Schwierigkeiten? Ich komme gerade von meiner Mutter. Wohin wollen Sie?" Und wir fuhren los. Danke dafür aus tiefstem Herzen.

Ja! Diese Geschichte geht noch weiter, viel weiter. Aber deine Frage ist hiermit bereits beantwortet.

Rückblickend:
Eine verrückte Tat während
Deiner Alkoholabhängigkeit?

Ich erinnere mich an eine lustige Geschichte. Na ja, damals war sie weniger lustig, frag mal meine Mutter.

Während der Zeit in der Lüneburger Heide, so nach etwas über drei Monaten, bekam ich die Möglichkeit, meinen Vater zu besuchen, der mit einer schweren Krebserkrankung in der Böblinger Klinik lag. Ich hatte mir das bei den Therapeuten hart erkämpft und war stolz darauf, wieder etwas geschafft zu haben.

Ich setzte mich in die Bahn nach Kirchheim am Neckar ab Hamburg Hauptbahnhof. Glücklich, nüchtern und zufrieden. Auch hier überkamen mich eine Angst, und eine Panik, die ich erst Jahre später als tiefe Trauer und Angst vor dem Sterben meines Vaters definieren konnte. Ich kaufte mir kleine Sektfläschchen, bei dem Typen, der mit dem Getränke- und Snackwagen immer durch die Gänge lief. Jedes Mal wenn er vorbei kam, fragte er mich, ob ich Nachschub brauche. Natürlich brauchte ich und so ging das die ganzen sechs bis sieben Stunden Fahrt über.

In Würzburg musste ich in den Nahverkehrszug umsteigen. Der hatte keinen Bordservice. So, da war es wieder das Problem. Ich blieb in Kirchheim am Neckar im Zug sitzen und fuhr zwei Stationen weiter, obwohl meine Mama jemanden zum Bahnhof bestellt hatte, der mich abholen sollte. Wir hatten damals noch ein Schuhgeschäft und meine Mutter konnte ja nicht alles stehen und liegen lassen.

Die Bekannte kam dann ohne mich zu meiner Mutter zurück. Die wusste natürlich sofort, dass da was nicht stimmte. Ich stieg dann zwei Stationen nach Kirchheim aus und kaufte am Bahnhof in Besigheim Nachschub. Saß da und soff und hatte Angst, dass mich Menschen von früher her noch erkennen. Nach vielen Stunden des Zögerns, und vielen Zügen, die ich passieren ließ, setzte ich mich dann doch hinein, fuhr nach Kirchheim und ging dann zu meiner Mutter. Die sah natürlich sofort, dass ich nicht nüchtern war und war total bestürzt, kam ich doch direkt aus der Therapie für einen kleinen Wochenendausflug zu ihr.

In großer Sorge, ob auch wohl alles gut gehe in diesem Zustand, fuhren wir dann abends zu meinem Vater in die Klinik. Circa eine Autostunde war zu fahren und ich war wenigstens ein klein wenig nüchterner, als wir dort in Böblingen ankamen. Wie ich meinen Vater dort antraf, den ich immer als kräftig, stark, durchsetzungsfähig und vital, als gesund und lebensfroh kannte, erschüttert mich heute noch bis tief in meine Knochen.

Da lag ein Stück Mensch, oder eher Körper, der mir zulächelte. Oh jetzt kommen mir Tränen. Ich bin gerade sehr traurig, Papa hörst du mich? Ich liebe dich! Er freute sich so, mich zu sehen. Und ich glaube, es war ihm damals ganz egal, ob ich nüchtern war oder nicht. Ich war damals zum ersten Mal überhaupt in meinem Leben in der Lage, meinen Vater zu umarmen, und ihn zu streicheln und lieb und ihm nah zu sein, kannte ich doch Körpernähe aus meiner Kindheit nur von Schlägen und Hieben.

Viele unendliche Jahre später durfte ich erst erfahren, warum ich an diesem Tag hatte trinken müssen. Ich hatte getrunken, damit ich genau dies tun konnte: Meinen Vater ein letztes Mal zu umarmen und ihm zu zeigen, wie sehr ich ihn liebte. Vom lieben Gott wohl so eingefädelt ☺ Ja, so war das. Heute weiß ich, es gibt überhaupt nichts, was nicht passieren soll. Besser gesagt: Jedes Ereignis macht im Nachhinein einen Sinn. Leider merken die Menschen es eben immer erst viel später und nennen es dann Vergangenheit. Viel schöner wäre es doch, wir wüssten schon im Voraus, was auf uns zukommt. Und genau das durfte ich viele Jahre später erfahren und so lebe ich heute glücklich in und mit diesem Bewusstsein.

Aber zurück nach Böblingen. Es war so ziemlich das letzte Mal, oder eigentlich das erste und letzte Mal, dass wir diese Minuten gemeinsam hatten.

Wir fuhren dann zurück nach Hause und mich überkam wieder die alte Panik. Ich musste ja nüchtern wieder in die Klinik zurückkommen. Es war nämlich Vorschrift, dass jeder, der Ausgang bekam, bei seiner Rückkehr im Therapeutenzimmer vorsprach und sich einer Alkoholkontrolle unterzog.

Meiner Rechnung und meinem Zustand nach zu urteilen, konnte ich niemals am kommenden Nachmittag mit 0,0 Promille wieder in der Klinik ankommen. Was tun? Ich hatte eine zündende Idee und ging damit auch gleich zu meiner Mutter. Wie gesagt, wir können heute darüber lachen, aber damals war es für meine Mama ein Horrortrip.

Der Mann sterbend im Krankenhaus, die Tochter besoffen aus der Klinik, die andere Tochter weiß ich gar nicht mehr, wo die war. Aber, meine Mutter war damals schon sehr stabil trocken. Oh, ich vergaß zu erzählen, dass meine Mutter seit 30 Jahren trocken ist und ich als Kind sehr viel mit ihr erlebte. Mama ich liebe dich, und mich natürlich.

Ich schlug also meiner Mutter vor, zur Polizei zu fahren, um MICH einer Alkoholkontrolle zu unterziehen – lach. Wir fuhren nach Lauffen am Neckar zur nächst liegenden Polizeistation. Auf der Fahrt dorthin beschlossen wir, eine tolle Ausrede zu verwenden, wir sagten: „Meine Tochter war auf einer Party, hatte zu viel getrunken, und muss nun mit dem Auto zurück zur Arbeitsstelle in Hamburg fahren. Sie möchte gerne, verantwortungsbewusst wie sie ist, wissen, ob noch Restalkohol im Blut ist!"

Lach! Ja, tatsächlich, das haben wir gemacht.

Ich hatte 0,0 Promille. Kann sich das jemand da draußen vorstellen? So, man hätte meinen können, das reicht nun und ich könne in Ruhe in die Klinik zurückfahren, doch weit gefehlt.

Ich war immer noch so in Panik, dass ich meine Mutter bat, nochmals eine andere Polizeistation aufzusuchen. Das Gehirn, völlig außer Kontrolle.

Es hätte ja sein können, dass das Gerät bei der Polizei in Lauffen kaputt war. Wir fuhren in die entgegengesetzte Richtung nach Bietigheim. In Kirchheim konnten wir ja

schlecht zur Polizei, denn: die kennt uns ja! Ihr erinnert
Euch, man dachte immer über die Nachbarn nach. Wir
fuhren also nach Bietigheim und suchten dort die Polizeistation auf. Wir erzählten dieselbe Story und bekamen dasselbe Ergebnis. Ja, das war ein witziges Erlebnis. Ich fuhr
dann zurück und hatte natürlich zehn Stunden später auch
überhaupt keinen Alkohol mehr im Blut.

Ihr seht, Panik
mein dritter Vorname.

**Und wer hat als Erstes festgestellt,
dass mit dir etwas nicht stimmt?
Wie haben Freunde und Familie sich verhalten?**

Ich hatte keine Freunde und die Familie, speziell meine
Mutter, war auch in großer Sorge. Der Rest steht weiter
vorne. Mein Vater sagte schon relativ früh, dass er NICHT
verstehe, warum ein Mensch nicht einfach aufhören
könne, wenn er zu viel habe. Das hat er bis zum Schluss
auch durchgehalten. Zuerst bei meiner Mutter, die er immer beschimpfte, weil sie nicht einfach „so wie er" aufhören konnte, dann bei mir.

Mit den Worten: „Ich kann doch auch mal einen Tag aufhören, wenn es mir nicht so gut geht", erklärte er uns immer wieder seine Welt, seine Wahrheit und seine Ungläubigkeit uns gegenüber.

Ich glaube heute, dass er der festen Überzeugung war, wir würden uns nur deshalb so verhalten, um ihm das Leben schwer zu machen. Ja, so ist das. Vielleicht kennt der eine oder andere Mensch da draußen auch so eine Situation und kann sich jetzt ein bisschen wieder finden in den Geschichten.

Heute bedauere ich die verlorene Gelegenheiten und die verlorene Zeit mit meinem Vater. Wärst du heute noch da, Papa, wie viel Freude hätten wir gemeinsam und gesund miteinander? Bin sehr traurig im Moment. Ich wünsche jedem Menschen, dass er rechtzeitig erkennt und seine Zeit nutzt und weniger sich um das Anhäufen von Dingen bemüht, sondern mehr die Momente genießt.

Du sagst:

„Ich stand im Alter von 33 Jahren an der ersten Abzweigung, an der Weggabelung, als mein Sohn in meinen Armen starb."

Wie hast du diese Situation damals erfahren und durchlebt?
Wie geht es dir heute damit?
Machst du dir Vorwürfe?

Ich habe mir lange Vorwürfe gemacht, denn die Geschichte, die dazu gehört, ist schwierig gewesen. Ich habe den Vater meiner drei Kinder in der Entzugsklinik kennengelernt und wurde sogleich schwanger. Das ganze Thema war schwierig, da ich nie die Gelegenheit hatte, direkt nach dem „psychischen" Entzug und der Therapie in der Klinik, mich in Erfahrung zu bringen. Ich hatte ja sofort den Mann um mich herum, und den Tod meines Vaters, und die Schwangerschaft. Das fiel alles zusammen. Ich wurde Ende April 1990 entlassen und im Mai 1990 starb mein Vater.

Durch den Tod meines ersten Sohnes Timo habe ich die Angst vor dem Sterben verloren. Er starb im Februar 1991, er wurde im Dezember 1990 geboren. Dafür bin ich ihm dankbar. In den drei Monaten, die er lebte, habe ich keinen Tropfen Alkohol getrunken und nach seinem Tod lange auch nicht.

Heute bin ich in Frieden mit mir und mit allen Menschen, die daran beteiligt waren und ich weiß, dass alles so kommen musste. Ich spüre schon, du willst mehr darüber wissen und ich erzähle dir noch ein bisschen davon.

Ich hatte mich gleich nach der Entlassung aus der Klinik und dem Bekanntwerden der Schwangerschaft mit dem Vater des Kindes zerstritten. Es wurde immer schon in der Klinik davor gewarnt, dass zwei Alkoholiker es niemals gemeinsam schaffen konnten. Einer davon stürze ab, haben sie immer gesagt und einer finge den Rettungsring. Und so war das auch im späteren Verlauf immer wieder, mal er, mal ich, mal er, mal ich.

Ich wollte mich – schon schwanger – von ihm trennen. Er lief mir hinterher und bearbeitete mein Schuldgefühl derart, dass ich nachgab und ihn zu mir ziehen ließ. Direkt nach der Entzugsklinik. Und so lebten zwei Gestrandete, Ertrinkende mit einem sterbenden Vater, einer hochschwangeren Schwester und selbst schwanger, von einer Stunde zur anderen. Die vermeintlichen Schwiegereltern waren Ärzte und die Schwester auch und so drängte man mich bis ins Unerträgliche, eine Vorsorgeuntersuchung zu machen. Ich sollte eine Fruchtwasserpunktion vornehmen. Sie gingen davon aus, dass zwei Säufer garantiert ein krankes Kind bekommen. Ja fatal, im Nachhinein hat es ja gestimmt. Nur wurde mein Timo krank mit Todesfolge aufgrund dieser Punktion.

Ich wollte diese Untersuchung nicht, hatte mich aber dann so bearbeiten lassen, dass ich nachgab. Menschen, die mich heute kennen, können sich das sicherlich nicht mehr gut vorstellen, dass Petra sich so manipulieren ließ, doch doch, das ließ sie! Wir gingen zur Untersuchung. Ich, mit großer Angst und Schmerzen, er mit der Gewissheit, es richtig zu machen. Ich höre den Arzt noch heute, der sagte:

„Also das ist sehr ungewöhnlich, dass jemand dabei Schmerzen empfindet." Ich schon, Leute! Ich schon! Ganz ehrlich!

Ich sollte dann liegen, was ich auch tat und der Mann ging mir auf die Nerven, das Warten ging mir an die Substanz und ich war in meiner alten Panik- und Angstrolle gefangen. So kam es, dass ich ein oder zwei Gläschen Sekt trank, und von einem sehr schlechten Gewissen gebeutelt wurde, was ich bis in die heutige Zeit mitnahm. Wir fuhren dann zu meiner Mutter, der es so kurz nach dem Tod meines Vaters auch nicht besonders gut ging, auf Wochenendbesuch. So kam, was passieren musste.

Nachts um halb zwei lief mir Wasser zwischen den Beinen hinunter und ich konnte nicht zuordnen, was passiert war. Ich fühlte nur etwas Schlimmes auf mich zukommen. Wir fuhren sofort in die Klinik nach Heilbronn und die behielten mich auf Station. Ich sollte ab sofort nur noch liegen, es handele sich um Fruchtwasser. Es könnte möglich sein, dass das Kind „abginge" (wörtlich). Also ich sollte mich auf das Schlimmste gefasst machen.

So lag ich da und wartete auf den nächsten Morgen und den Arzt. Dieser sagte dann direkt zu mir: „Frau Belschner, wir sollten das Kind entfernen, das ist das Beste. Das wird sowieso nichts mehr, wenn immer Fruchtwasser abgeht."

Ich möchte hier nicht weiter darauf eingehen, wie die nächsten Stunden waren. Ich fasse kurz meine Allgemeinsituation in ein paar Worten zusammen: Klinikaufenthalt Entzugsklinik, Entlassung, Schwangerschaft, neuer Mann, Tod des Vaters, kein Alkohol nach fast zwei Jahren, Druck von den Schwiegereltern, Schuldgefühle wegen der zwei Gläser Sekt und so weiter.

Und dann kam dieser äußerst sensible Arzt mit genau diesen Worten. Ich wusste, nein so geht das nicht und wollte unbedingt das Unmögliche möglich machen, um mein Kind behalten zu können. So entschied ich mich, entgegen der Weisung des Arztes, in der Klinik zu bleiben und abzuwarten. Ich lag und lag und beobachtete jede Minute das Wasser, das aus mir herausrann. Leider gab es damals noch kein Internet und kein Handy, sonst hätte ich nach einer Lösung *„googlen"* können, lach, ja das wäre vielleicht die Rettung für meinen Timo gewesen.

Nach drei Wochen in dieser psychischen Ausnahmesituation, beschlossen die Ärzte, mich nach Hause zu schicken. Diagnose: Schwer depressiver Zustand und Unbeugsamkeit. Es ist zu betonen, dass ich in einem Zimmer mit Wöchnerinnen lag. Ich mitten drin mit meinen Ängsten und Schuldgefühlen; immer auf den nächsten Moment wartend. Liegend wurde ich im Krankenwagen zu meiner Mutter zurück verfrachtet. Zurück auf das heimische Sofa, wo ich die nächsten 17 Wochen meines Lebens verbringen sollte. Sekunden, Minuten, Stunden, Tage, Woche geleitet und geführt von Angst und Panik.

Einmal pro Woche wurde ich zur Untersuchung in der Klinik von einem Krankenwagen abgeholt. Zweimal täglich kam eine Krankenschwester, die mich auf dem heimischen Sofa versorgte, auf den Topf setzte, mich wusch und so weiter. Ich erspare dir die Details hier.

Ich war über 17 Wochen ans Bett gefesselt und hatte danach überhaupt keine Muskeln mehr.

In der Klinik wurden regelmäßig Spezialuntersuchungen gemacht und ich bekam jedes Mal die Bestätigung, dass das Kind gesund sei, gut wachsen würde und sich alles relativ gut entwickelt hätte. Was man leider versäumt hat, war eine Lungenfunktionsreife-Spritze. Die hätte Timo nämlich benötigt, um später überleben zu können.

Es war an einem Mittwoch gegen 14 Uhr. Ich bekam Schmerzen, es war der 18.12., und meine Schwester Anette fuhr mich in die Klinik nach Stuttgart, eine Spezialklinik, wo man einen Not-Kaiserschnitt veranlasste. Als ich aufwachte, nähten die Ärzte mir gerade den Bauch zu. Glaubt das jemand? Meine Schwester Anette ist Zeugin. Sie hat vor dem Operationssaal gesessen und gewartet. Sie erinnert sich heute noch an meine Schreie aus dem OP. Ich war traumatisiert, mal wieder! Unter großen Schmerzen – es war mittlerweile mitten in der Nacht – wurde ich auf mein Zimmer geschoben und habe sofort nach meinem Kind gefragt. Natürlich war ich wieder mal auf der Entbindungsstation mit einer Wöchnerin zusammengelegt worden, die bereits ihr Baby im Arm hielt.

Wo war mein Kind? Keiner gab mir eine Antwort. „Sie müssen bis morgen früh bis zur Visite warten", bekam ich als Antwort. Am nächsten Morgen war Visite und kein Kind in Sicht. Der Arzt sagte zu der Frau neben mir: Für sie habe ich eine gute Nachricht. Dann blickte er mir und sagte:

„Für Sie habe ich eine schlechte Nachricht."
Ja, so war das damals!

Da lag ich nun, alleine, mit Schmerzen, ohne Kind, in der Oberpanik und hatte nur die Information, dass mein Kind lebt, aber sehr krank ist. Die Lungen wären nicht gereift. Hätte man dem Jungen eine Spritze während der Schwangerschaft gegeben, wäre er jetzt fähig, selbst zu atmen. So müsse man das Kind beatmen, was die Überlebenschance (wir waren im Jahr 1990), nicht gerade fördern würde.

Sieben Tage später bekam ich meinen Sohn Timo zum ersten Mal zu sehen. Im Rollstuhl fuhr man mich in ein anderes Krankhaus, wo Timo auf der Frühgeborenen Intensivstation lag. Ich erspare weitere Details. Tod und Leben, so dicht beieinander, wie nie zuvor in meinem Leben. Hier wurde gestorben oder überlebt.

Dies sollte drei Monate mein Zuhause werden, ein Zuhause getragen von großer Hoffnung und Liebe, Angst und Sorgen.

An einem Samstagmorgen, es war der 16.Februar 1991, wurde ich darüber informiert, dass es mit Timo sehr schlecht aussah. Die Zukunfts-Prognosen für ein gesundes Leben wären gleich Null. Man könne sich jetzt noch überlegen, die Geräte abzuschalten, was ein paar Tage später nicht mehr möglich sei, da es sich dann um aktive Sterbehilfe handeln würde.

So hatten wir beschlossen, die Paten zu organisieren und Timo noch taufen zu lassen. Alles an diesem Samstag.

Sie legten mir das Kind in die Arme, nahmen das Beatmungsgerät aus der Nase und Timo starb. Innerhalb von ein paar Minuten entwich das Leben aus diesem kranken Körper. Ja, du fragst nach dem Alkohol. Ich hatte überhaupt kein Verlangen in dieser Zeit, zum Alkohol zu greifen. Das ist für mich heute noch ein großes Wunder.

Wie hast du alles mit dem Tod deines Kindes überwinden können?
Oder war der Alkohol so wichtig, dass du dich gar nicht damit auseinandergesetzt hast?

Ich habe es viele Jahre nicht überwunden und ich habe viele Fehler gemacht und viele Menschen auch falsch bewertet. Es war der Frauenarzt, der keine Spritze zur Reifung der Lunge gegeben hat, es war der Arzt im Robert-Bosch Krankenhaus in Stuttgart, der mich falsch behandelte, es waren die Schwiegereltern, die mich gedrängt haben, es gibt ganz viele Menschen und Stationen, die dafür verantwortlich waren und sind, aber heute bin ich in Frieden.

Ich habe gelernt, über die 23 Jahre seit Timos' Tod, sagen wir, zu verstehen, warum Dinge so sind wie sie sind, und Dinge, Probleme und Menschen passieren und passieren müssen.

Der Alkohol war mir nie vordergründig wichtig, er kam immer wie aus einem Hinterhalt. Er kam und war da, nicht schleichend – sondern plötzlich. Von jetzt auf nachher war der Suchtdruck da.

Nach Wochen eines wunderbaren Lebens ohne Alkohol, plötzlich mitten am Tag, hat mich die Sucht wieder erwischt und ich konnte an nichts anderes mehr denken, als an die Alkohol Beschaffung.

Deshalb ist diese Frage so nicht zu beantworten.

Ich habe mich sehr damit auseinandergesetzt, und erzähle gerne ein bisschen darüber. Der Vater von Timo und meinen Zwillingen ist damals sozusagen „abgehauen!" Davon gelaufen! Er sollte beruflich in Ost-Deutschland den Axel Springer Verlag beim Aufbau einer Zeitungs-Agentur in Halle an der Saale unterstützen.

Man muss sich vorstellen, dass es damals im „Osten" nach dem Mauerfall kaum Telefon gab. Telefonverbindungen in den Westen sowieso nicht.

So habe ich fünf Wochen von ihm nichts und gar nichts gehört und saß da mit einem Grab, einem toten Kind darin und vielen Blumen darauf.

Ich bin mit dem Kopf gegen die Wand gerannt, die Blutspritzer sind heute noch an der Wand zu sehen. Ich habe Psychopharmaka bekommen und habe 15 kg und mehr zugenommen. Ich fühlte mich wertloser und hilfloser und einsamer denn je.

Wir sind dann nach Dänemark gefahren mit dem kleinen Kind meiner Schwester, mit Philipp. Er war damals neun Monate alt.

Er hat mir das Leben gerettet.

Ich danke dir heute noch aus tiefsten Herzen dafür „Belle!" Ich konnte mich auf dieses Kind einlassen. Auch hier gibt es noch viele Geschichten dazu, aber das waren ja nicht die Fragen. Philipp ist mir heute noch sehr verbunden, wie der eigene Sohn. Ich liebe dich ☺.

Nach einem halben Jahr, ich war immer noch in Schwaben bei meiner Mutter, musste ich zurück nach Hamburg. Ansonsten hätte ich meinen Job verloren.

Ich wollte unbedingt wieder schwanger werden und war unwahrscheinlich unter Druck. Es hat unsere Beziehung, die sowieso sehr unter Stress stand, damals schon zerstört, glaube ich. Der Druck ließ mich immer und immer wieder zur Flasche greifen. Dazu kam ein weiterer Druck, nämlich trocken bleiben zu müssen, um wieder schwanger werden zu können. Ein fataler Kreislauf begann. Es sollte drei Jahre und viele Rückfälle später erst das Wunder geschehen, dass ich wieder schwanger wurde. Das Ergebnis dieser Reise wurde am 26. Juni in diesem Jahr 19 Jahre alt. Ich liebe bis in alle Ewigkeit ☺ ☺ ☺.

Hattest du damals Gedanken und Vorstellungen, dass dein Sohn womöglich auf Grund deiner Sucht verstorben war?

Ich hatte auf jeden Fall Gedanken, dass der Tod von Timo mit den zwei Gläschen Sekt zu tun hatte. Ich habe mir bis vor ein paar Jahren immer an seinem Todestag und seinem Geburtstag viele Gedanken gemacht, die mir auch nicht unbedingt gut taten.

Dazu kam, dass ich mit keinem Menschen darüber reden konnte, damals nicht, heute schon. Ich konnte mich gar keinem Menschen anvertrauen. Weder meine Ängste, noch meine Trauer. Ich hatte sehr große Angst, dass der Tod von Timo die Konsequenz auf diese paar Gläser Sekt war, beziehungsweise, dass dieser Sekt das Platzen der Fruchtblase verursacht hatte.

Wenn ich heute so darüber nachdenke, wird es mir immer noch ein bisschen flau in der Magengrube. Am schlimmsten war immer die Einsamkeit. Keinen Menschen zu haben, dem ich mich anver"trauen" konnte.

Heute spüre ich tief in mir, dass Timo mir verziehen hat, weil auch er sich für seinen Weg entschieden hatte. Ich danke.

Drei Jahre später wurdest du wieder schwanger und deine Zwillinge kamen zur Welt.
Zu diesem Zeitpunkt warst du noch immer stark abhängig vom Alkohol.

Wie hast du es geschafft,
dich um die Kinder zu kümmern?

Ich hatte die ganze Schwangerschaft überhaupt keinen Suchtdruck und keinen einzigen Gedanken an Alkohol. Ich war so beseelt von diesem Glück und dieser Zukunft, dass ich der festen Überzeugung war, „es ist vorbei!" Weit gefehlt." ES fing wieder an, wie wir später erfahren.

Ich konnte mich jedoch sehr gut um die Kinder kümmern. Es ging ein dreiviertel Jahr gut ohne Alkohol, Die ständige Schlaflosigkeit und die körperliche Anstrengung jedoch, die Hitze damals im Sommer 1994 und das Gewicht (ich wog damals 127,5 kg) taten ihr Übriges und versetzten mich in mein altes „Unwohlsein-Gefühl.." Die Kinder versorgten wir gemeinsam in der kleinen Hamburger Wohnung. Wir taten unser Bestes.

Ich kann heute, wie vielleicht viele Zwillings-Mütter, nicht mehr genau sagen, wie die ersten Jahre zu schaffen waren. Es waren wunderschöne Jahre. Ich möchte keine einzige Sekunde davon missen. Es waren aber auch Jahre ohne Schlaf. Später, als der Vater der Kinder uns verließ, kamen dann die Jahre der großen Sorgen und Ängste um das Geld, das Überleben, die Existenz und die Zukunft.

**Der Vater deiner Kinder war ebenfalls
Alkoholiker, ihr habt Euch in der Entzugsklinik
kennengelernt!
Seid ihr immer noch zusammen?
Wie habt ihr einander kennen gelernt?
Und was hat euch, außer der Sucht, verbunden?**

Die Geschichte mit dem Vater der Kinder würde 200-300 Seiten dauern. Wo soll ich da anfangen? Ich denke auch nicht, dass hier der richtige Ort und vor allen Dingen die richtige Zeit dafür ist, um die Partnerschaft mit dem Vater meiner drei Kinder zu besprechen. Vor allen Dingen müsste ich zuerst einmal die Kinder fragen, ob ihnen das überhaupt angenehm ist, dass die ganze Welt über das Leben ihrer Mutter mit ihrem Vater erfährt. Also bitte ich hier um Nachsicht.

Die Kinder waren noch nicht ganz drei Jahre alt. Wir lebten schon in Schwaben. Er war auf Wochenendbesuch und musste zurück nach Hamburg, sich um seinem Job kümmern. Wir brachten ihn zum Bahnhof und er sagte: „Bis in einer Woche, bis zum nächsten Wochenende. Da kommt Papa wieder." Ich höre es heute noch, ich sehe uns heute noch da stehen, am Bahnhof in Kirchheim, winkend. Ich hatte meine Kinder links und rechts in der Hand. Es war das letzte Mal, das wir ihn gesehen haben – bis heute! Nach meiner Rechnung ist dies jetzt 16 Jahre her.

Verbunden hat uns die Einsamkeit. Zwei einsame Seelen auf der Suche nach sich selbst, nach der Wahrheit, nach dem Leben, nach Liebe. Kennengelernt haben wir uns in der Suchtklinik Hansenbarg im November 1989.

**Wie hast du die Partnerschaft damals erlebt?
Mit welchen Emotionen denkst du heute daran
zurück?**

Die Beziehung war schwierig, weil wir nie wirklich eine
Chance hatten. Es ist schwer, auf diese Frage zu antworten.
Wir waren von Anfang an mit dem Tod und Problemen
konfrontiert. Vielleicht hätte es geklappt.

Die Beziehung in Stichworten: Kennenlernen in der
Therapie; Er musste einen Monat länger bleiben; Er war in
einer festen Beziehung; Ich war schwanger; Mein Vater
starb; 19 Wochen liegen in der Schwangerschaft; Der
Druck, schwanger werden zu wollen; Seine Arbeitslosig-
keit; Sein abweichender Lebensrhythmus; Die Geburt der
Zwillinge; Die enge Wohnung; Das mangelnde Geld und
vieles mehr.

**Jeder Abhängige, weist zunächst die Sucht zurück.
Wann kam die Einsicht, abhängig zu sein?
Mit welchen Emotionen war dies verbunden?**

Viele Fragen, und eine Antwort. Es ist mit meiner
Sucht anders zu verstehen. Wie schon gesagt, ich habe nie
durchgehend getrunken. Das ist eine andere Sauferei, als
die, die wir normalerweise kennen. Es gibt nicht viele so
genannte Quartalssäufer. Ich habe erst ungefähr ein Jahr

vor dem endgültigen „Aus" bemerkt und auch angenommen, dass ich Alkoholikerin bin. Das wird dir jetzt befremdlich vorkommen, entspricht aber der Tatsache. Ich habe mich nicht wirklich selbst als Alkoholikerin wahrgenommen.

Deshalb kann ich hier auch nicht unbedingt über Emotionen und Gedanken reden. Ich habe keinen fixen Zeitpunkt im Kopf, dem das Eingeständnis zuzuordnen wäre.

Was kam nach dem persönlichen Knock-Out?

Nach welchem der vielen Knock-Outs ist hier gefragt?
Es gibt nur eine Antwort:
Gar nichts kam danach!
Weil es einfach immer so weiter ging.
Saufen – Aufhören – Saufen! ….

Fühltest du dich überhaupt krank?
Fühlst du dich heute noch krank?

Nein!
Das kann ich für mein ganzes Leben
mit diesem einen Wort beantworten. NEIN.

Das Wort Alkoholkrankheit reduziert diesen Wahnsinn auf einen körperlichen Missstand, eine körperliche Unausgeglichenheit. Und hier liegt auch die Falle in der Rehabilitation, das heißt in der Chance „trocken zu werden" oder „trocken werden zu können." In den meisten Kliniken und Ambulanzen wird immer nur von einer Krankheit, neuerdings auch von einer Erbkrankheit gesprochen. Das ist meiner Erfahrung nach falsch.

Heute behaupte ich: „Alkoholismus, wie jede andere Sucht (auch die unstofflichen Süchte wie Eifersucht) beginnen an einem völlig anderen Punkt, nämlich vor der Geburt." Und da sind auch Therapieansätze zu finden.

Therapien konzentrieren sich auf die Rückfälle und der Vermeidung derselben. Viel schöner und gesünder wäre es, den Menschen dahingehend Mut zu machen, dass sie ihre „trockenen Zeiten" auch mal feiern und sich dafür beglückwünschen dürfen. So fokussiert sich alles wieder auf einen Fehlschlag, ein Versagen und der Kreislauf des Wahnsinns beginnt von vorne.

Die Therapieansätze müssten völlig anders gestaltet sein, um die meisten der Menschen, die wirklich trocken werden wollen, auch langfristig zu tragen und zu unterstützen. Und hier reden wir noch nicht von den Menschen, und das ist die größte Anzahl, die überhaupt keine Chance auf eine Therapie bekommen, weil sie ganz einfach ohne Hoffnung sind, keine Chance sehen und überhaupt keine Perspektive haben.

Und deshalb gibt es jetzt mich. Ich möchte den Menschen zeigen, dass es sich lohnt, trocken zu werden und heil und gesund auf allen Ebenen des Daseins zu leben.

Alkoholismus ist eine große Chance.
Krankheit ist eine Chance.
Sucht ist eine Chance.

Eine Chance, hinter den Vorhang des Vergessens und des Unterbewusstseins zu treten und die Wahrheit zu erblicken. Menschen ohne „offensichtliche Süchte" bekommen im Leben nur selten diese Chance, jenseits des Sichtbaren die Wahrheit zu erkennen.

Warum trinke ich?
Wann trinke ich?
Wie trinke ich?
Mit wem trinke ich?
Wann trinke ich nicht?
Und warum trinke ich dann nicht?
Was passiert, wenn ich aufhöre?
Kann ich aufhören?
Was passiert, wenn ich rückfällig werde?
Was passiert, wenn ich es nicht schaffe?

So viele Fragen, und keine oder wenige Antworten.

Es ist heute leider immer noch so, dass Menschen von Menschen therapiert werden, die keine Ahnung davon haben, was es bedeutet, ein Alkoholiker zu sein.

Mir wurden in den letzten Jahren hier in Österreich alle Türen vor der Nase zugeschlagen, begründet mit den Worten:

„Frau Belschner, sie haben keine Ausbildung, kein Studium, das sie berechtigt und qualifiziert, mit Alkoholikern zu arbeiten, na geschweige denn zu reden. "

In der Suchtklinik De La Tour, das ist hier bei uns in der Nähe, war ich dreimal vorstellig, um wenigstens einmal an einer Gruppensitzung teilnehmen zu können. So viel Hoffnung und Begeisterung brachte ich mit und wollte lediglich einmal in einer Gruppensitzung den hoffnungslosen Klienten zeigen, wie es aussieht, und sich vielleicht auch anfühlt, ein glücklicher Alkoholiker zu sein. Ich wollte zeigen, dass es möglich ist, auch ohne Alkohol wirklich glücklich und harmonisch und in Frieden zu leben und kein ausgetrockneter Trockener zu werden.

Ich wurde unter scheinheiligen Ausreden von einem Termin zum anderen vertröstet, bis ich nach dem fünften „Vertrösten" dann abgesagt habe. Vorführen lasse ich mich nie mehr, Leute, auch nicht von Weißkitteln. Obwohl ich den Ärzten auch dankbar bin. Ohne sie wäre ich nicht mehr am Leben. Sie haben ihren Platz im Leben und sind auch wichtig. Aber es sollten auch andere „Götter" neben ihnen Platz haben.

Ich wollte gar keinen Menschen therapieren, das will ich auch heute noch nicht. Die Therapie geht ja davon aus, dass ein anderer Mensch etwas „besser weiß." So arbeite ich nicht. Wir haben ja wohl in den letzten Jahren erkannt, dass unsere medizinischen Therapieansätze nicht so hundertprozentig funktionieren, oder wie erklären wir uns sonst die

- *Die starke Zunahme an jugendlichen Trinkern*
- *Die Komasäufer*
- *Die hohe Rückfallquote bei Alkoholikern*
- *Die starke Zunahme der weiblichen Trinker-innen*

Nein, ich wollte nur Mut machen. Das will ich heute noch, mehr denn je. Wer mich kennt und kennenlernt sieht eine Frau, die keinerlei Spuren dieses Säuferlebens aufweist, weder optisch noch physisch, noch psychisch noch spirituell.

Wie sagt mein Hausarzt immer so schön: *„Frau Belschner, wenn jeder Mensch so eine Leber hätte wie sie!"*

Der Hauptanlass für dieses Gespräch in Schriftform, für mein Sein und Tun ist das tiefe Wissen, dass es für alle Menschen Hoffnung und Auswege gibt. Da es hier um Alkohol und Süchte geht, hör zu:

Jeder „Nasse" oder „Rückfällige" oder „zeitweise Trockene" oder „gequält Trockene, unzufrieden Trockene, halb Trockene, Rückfall Gefährdete" möge jetzt genau zuhören:

Heilung ist möglich.
Immer.
Jetzt und sofort!

Es sind aber ein paar entscheidende Dinge zu berücksichtigen und diese möchte ich in vier Teilbereiche einteilen:

1.) Das Erkennen

2.) Das Anerkennen

3.) Das Zulassen

4.) Das Loslassen

Zu 1.)

Das **Erkennen** bedeutet für mich: Ich erkenne meine Situation aus dem IST-Zustand heraus. Ich erkenne, was wirklich IST, meine eigene Realität. Es kann nur meine eigene Realität wahrgenommen und später angenommen werden und hier beginnt die Problematik der „Kranken-Therapie."

Ich sage: „Die Alkoholiker dürfen nicht mehr länger als Kranke betrachtet und behandelt werden. Ansonsten muss jeder einzelne, sich auf der Erde befindende Mensch als „krank" bezeichnet werden. Denn beim Alkoholismus handelt es sich zum Großteil um eine Bewusst-SEINs-Geschichte. Doch dazu später. Allein schon die Qualifikation in „krank" oder „vererbt" schafft eine äußerst schlechte Ausgangsbasis für ein trockenes, glückliches und erfülltes Leben."

In der Therapie, oder der Beratung zur Prävention, sowohl als Angehöriger (also Co-Abhängiger), wie auch als Betroffener (also Alkoholiker) wird das Beste versucht, um uns zu helfen. Das möchte ich hier auf keinen Fall in Abrede stellen oder verurteilen. Aber über die mehr als 20 Jahre hinweg, die ich mit Sucht-Therapeuten, Psychologen, Psychiatern und Beratern zu tun hatte, waren und sind die Erfahrungen immer dieselben.

Sie machen den Süchtigen Angst vor dem *Ende des Trinkens*. Was das bedeutet?" Ist dies eine Frage?

Die Menschen fürchten sich, mit dem Trinken aufzuhören. Das kann sich ein Nicht-Trinker überhaupt nicht vorstellen, wo doch diese Sucht, wie ich sie beschrieben habe, so ein fürchterliches Leben darstellt! Und doch ist es die Wahrheit. Die Alkoholiker (und alle anderen Abhängigen übrigens auch) fürchten sich davor, aufzuhören. Sie fürchten sich vor der Leere, die entsteht. Sie haben keine Ahnung, wie sie diese Leere füllen können. Und sie haben keine Ahnung, dass Leere zum Leben dazu gehört. Ohne Leere kann ich nichts Neues beginnen. Aus der Leere heraus entstehen erst Leben und das Neue.

In der Therapie sind hier bereits gute Ansätze vorhanden. Sie werden Verhaltenstherapie, Beschäftigungstherapie und so weiter genannt. Ich habe Seidenmalerei gelernt, das Töpfern, das Malen, das Handwerkern, habe unzählige Parkbänke angestrichen und einen „vermeintlich normalen" Tagesablauf gelernt. Wenn das die Lösung und die Antwort auf alle meine Fragen wären, hallo? Wären das die Antworten auf alle Fragen, hätte ich nicht jahreslang weiter gesoffen. Jahre, die zu den schlimmsten Alpträumen meines Lebens gehören und in denen meine fürchterlichsten Geschichten und Erlebnisse geschrieben wurden.

Wäre das der Ansatz, würden viel mehr Alkoholiker nach einer Therapie trocken bleiben. Die meisten Abhängigen gehen gar nicht in eine Therapie. Warum? Das kann ich beantworten. Sie fürchten sich vor dem großen Fragezeichen.

?

Das große Fragezeichen

Dem großen Fragezeichen möchte ich einen ganzen Abschnitt widmen. Worum handelt es sich hierbei? Große Ratlosigkeit? Das kann ich mir vorstellen, zumal kein Therapeut, kein Angehöriger, und auch die wenigsten Betroffenen dieses Fragezeichen „kennen." Ich erinnere kurz: Wir sind immer noch im „Erkennen-Modus!"

Ich habe mich viele lange Jahre in der Trockenheit damit beschäftigt, Fragen, die sich mir gestellt haben, zu beantworten. Und eine Frage war die Frage nach der Frage hinter der Frage.

Das ist das große Fragezeichen! Die Frage hinter der Frage, und die damit verbundene Antwort hinter der Antwort. Keiner wird bislang mit dir darüber geredet haben. Heute ist ein Geburtstag, denn nun kommt die Antwort.

Die Menschen, und hier rede ich von allen Süchtigen, Betroffenen und Co-Abhängigen, fürchten sich vor dem langen Ende.

Ich bezeichne das „lange Ende" als DIE Phase, die eintritt, wenn der Mensch sich entschließt, mit seinem Suchtmittel aufzuhören.

Beim Alkoholiker ist dies ganz speziell. Denn dies ist die einzige Sucht, bei deren Heilung bislang eine lebenslange Abstinenz vom Suchtmittel vorausgesetzt wird.

Ich übersetze:

Ein Alkoholiker darf nie wieder in Kontakt mit Alkohol kommen, sonst wird er rückfällig. Das ist die weltweite Meinung.

Das ist weltweit in den Köpfen und im Unterbewusstsein der Menschen, auch der Nicht-Betroffenen abgespeichert, eingepflanzt. Die Therapieformen unterstützen diese Wahrheit natürlich und schult die Menschen dahingehend, genau darauf zu achten, welche Lebensmittel, welche Mundwässer und Einreibemittel „Alkohol" enthalten. Diese dürfen auf keinen Fall von einem Alkoholiker, der trocken werden und bleiben will, jemals über die komplette Lebenszeit hinweg genommen werden. So die Meinung.

Und wenn es dann passiert, dass vielleicht ganz aus Versehen etwas Alkohol in deinen Blutkreislauf gelangt, dann wirst du aber sofort rückfällig. Dann geht deine ganze Leidenszeit von vorne los! So sagt MAN.

So wird es vermittelt. Auch mir wurde diese Wahrheit immer wieder nahe gelegt. Ich war Jahre lang auf diesem Trip und dachte doch immer so im Unterbewusstsein, hey

Leute, das kann doch nicht mein ganzes Leben lang so weiter gehen. In jedem Restaurant zu fragen: „Ist da Alkohol in der Soße?", oder „Ist da Alkohol im Dessert?" und was noch alles.

Na wie fühlt sich das für Trinker und Fast-Trockene und Angehörige an? Stressig und nervig. Ja, genauso ging es mir auch und geht es mir heute noch. Hey, wo ist da die Freiheit, die Lebensqualität und die Lebensfreude und die Leichtigkeit?

Ich möchte hier an dieser Stelle jedoch ausdrücklich darauf hinweisen, dass ich auf keinen Fall einem Alkoholiker, der trocken werden will rate, diese Empfehlungen zu missachten.

Er muss auf jeden Fall „VORHER" über wichtige Schritte und Maßnahmen aufgeklärt sein und diese auch anwenden. Im gegenteiligen Falle geht diese Lässigkeit in Fahrlässigkeit über und das möchte ich hier auf keinen Fall fördern und unterstützen.

Also: Bitte in der „Phase des Trocken-Werdens" unbedingt darauf achten, dass kein Alkohol zugeführt wird.

Bei mir ist das seit Jahren so, dass es mir überhaupt nichts ausmacht, wenn irgendwo Alkohol in einer Soße ist und sonst was. Ich spüre ihn und weiß, wie ich damit umzugehen habe. Er verlässt dann meinen physischen Körper einfach wieder, spurlos, wie er gekommen ist.

Also das große Fragezeichen der Menschen ist in mehrere Fragen unterteilt, die ich wie folgt auflisten möchte:

1. *Wie soll ich mein Leben lang trocken werden*

2. *Wie soll ich mein Leben lang trocken bleiben*

3. *Wie soll ich mein Leben ohne Alkohol leben*

4. *Wie lange wird mein Leben überhaupt dauern*

5. *Macht es überhaupt Sinn, ohne Alkohol zu leben, in einer Gesellschaft, wo Spaß haben und Feiern und Lebensfreude leben immer mit Alkoholgenuss verbunden wird*

6. *Will ich so überhaupt leben*

7. *Kann ich so eine lange Zeitspanne überblicken*

Ein Auszug vieler Fragen, die einen Alkoholiker beschäftigen, wenn er sich entscheidet, mit dem Saufen aufzuhören.

Und jeder Mensch kann sich vorstellen, dass diese Fragen nur wenig oder bislang gar nicht beantwortet werden konnten. In der Theorie der Psychologen und Psychiater, die selbst nicht betroffen sind, natürlich schon. Die haben Antworten auf diesen Fragen.

Da hören wir oft sehr brutale Sätze, wie: „Sie müssen einfach aufhören zu saufen!", oder „Lassen Sie doch einfach das erste Glas stehen!", oder „Sie können nichts mehr trinken, sonst sterben Sie!", oder „Stell dich doch nicht so an, es gibt Schlimmeres, als ohne Alkohol zu leben, eine Krebskrankheit zum Beispiel!", oder.................!"

Hier kannst du eine eigene Ansage einsetzen, die du sicherlich schon gehört hast. Dies waren meine Antworten, na ja, ein kleiner unwichtiger Teil davon.

Ich, Petra Belschner, behaupte hier und jetzt
aus meiner tiefsten Wahrheit heraus:

„Ein trockener Alkoholiker kann jederzeit wieder trinken,
wenn er wirklich weiß, sprich in der Tiefe erfahren hat,
warum gerade er/sie zum Alkoholiker wurde!"

Das Schönste daran ist die Wahrheit hinter der Wahrheit.

Und die lautet:

In diesem Moment geschieht das Wunder! Der Alkoholiker
verspürt sodann überhaupt kein Verlangen mehr nach Alkohol.
Und dies ist die Wahrheit, meine Wahrheit!

Wie fühlt sich jetzt das große Fragezeichen an? Ja richtig, es hat sich aufgelöst, es ist nicht mehr existent. Und mit dieser Voraussetzung wird es den meisten Menschen gelingen, ihrer Sucht zu begegnen und sie zu besiegen. Das sind meine feste Wahrheit und meine tiefste Überzeugung.

Denn Heilung findet auf völlig anderen Wegen statt, als es uns die Schulmedizin glauben lässt. Und dies betrifft übrigens nicht nur die Bereiche der Süchte und Abhängigkeiten.

Heilung hat mit „heil sein" auf allen Ebenen zu tun. Da reicht es nicht, sich nur mit dem mentalen Bereich oder dem emotionalen Bereich und meinen Familiengeschichten und der Kindheit zu befassen, das erste Glas stehen zu lassen, auf sämtliche Verpackungen im Supermarkt zu achten und sein Leben zu einer einzigen „trockenen" Hölle zu machen. Denn so wird es sein, das „Trockene Leben."

Genauso wie es heißt: „TROCKEN!"

Hallo, also, da kann ich weitersaufen, da habe ich wenigstens noch ein paar gute lustige Jahre. Oder? Jeder Trinker denkt so. Warum soll ich aufhören, wenn ich so leben muss wie *der* oder *die*? Jeder Trinker kennt einen solche „der" oder eine „die." Jeder kennt jemanden, der angeblich so glücklich trocken und so zufrieden durch die Welt rennt. Jeder kennt jemanden, der andere Trinker von seinem trockenen Glück überzeugen, überreden und bekehren will.

Viele rennen in die Kirche, werden gläubig, und meinen, der liebe Gott sei hierfür zuständig. Aber der fürchtet sich auch vor so wenig Lebensfreude. Der fürchtet sich auch vor einer Suchtverlagerung. Denn die ist vorprogrammiert. Ich habe in den ganzen Jahren keinen einzigen trockenen Alkoholiker, außer mir und meiner Mutter, getroffen, der keine andere Sucht nach dem „Trocken-Werden" produziert hat.

Die meisten Menschen saufen Liter weise Kaffee oder Tee und rauchen wie die Schornsteine im Ruhrgebiet.

Wo ist da die Freiheit? Richtig! Sie ist abwesend, die Freiheit. Denn wir haben hier neue Abhängigkeiten produziert.

Ich rede hier allerdings von der totalen Freiheit. Und die bedeutet bei mir ganz einfach Lebendigkeit, Lebensfreude, Leichtigkeit in allen Bereichen, Harmonie, Gesundheit, Liebe und Glückseligkeit, Anbindung und Tiefgang, Seelen spüren und Leben lassen.

Was nützt mir ein Stündchen Glück am Tag? Ich will mehr, ich will alles, ich will das Ganze und ich habe es. Nein, ich bin nicht auserlesen von Gott oder sonst irgendeinem. Ich habe mir das selbst verdient und verursacht. Jeden einzelnen Tag gestalte ich mir persönlich neu und ich werde dies weiter tun bis zu meinem letzten Atemzug, das ist ein Versprechen.

Ich begleite Menschen gerne in die Freiheit, egal in welcher Abhängigkeit sie sich befinden. Ich wiederhole auch gerne: „Jeder Mensch ist abhängig von irgendwem oder irgendwas!" Ich nenne dies die

Abwesenheit von Freiheit!

Der liebe Gott wollte immer schon glückliche und freie Menschen. So lese ich das auch in der Bibel. Und er sagte: „Ich gebe Euch das größte Geschenk auf Erden: Ich gebe Euch den freien Willen. Setzt ihn gut und achtsam ein, denn es könnte leicht ein Missbrauch werden." Ja, und genauso ist das auch.

Ich würde niemals mein Säuferleben aufgeben, wenn ich noch „nass" wäre mit der Perspektive der „ewig Trockenen!" Wer will schon eine trockene Mutter? ☺

Trockenes Leben, oh mein Gott, fühlt jemand die Energie dahinter? Die trockenen Alkoholiker, die frustrierten Trockenen, finden sich meistens in den Gruppen der Anonymen Alkoholiker. Keine Verurteilung, keine Wertung. Ihr macht einen super Job und habt auch die richtigen Klienten dafür.

Ja ja, ich weiß, ich werte und verurteile doch und ich bin persönlich.
In diesem Fall gerne, denn ich war dort! Ich bin Petra, und ich bin Alkoholikerin. Ja, und weiter? Was soll mir das helfen, wenn ich das vor einer Gruppe von 10, 100 oder 1000 Leuten laut sage? Meistens bin ich dann noch in einem Entzugs-Stadium? Gar nichts, gar nichts hilft mir das.

Im Gegenteil! ☹ Mein Selbstwert, sowieso noch nie vorhanden, ist noch weniger als Null, in der Minuszone, nach solch einem Auftritt.

Ja, sie mögen Recht haben. Kurzfristig gibt es Mut und Auftrieb. Aber zu Hause in der einsamen, warmen Stube, wo sind denn dann Mut und Auftrieb? Wo sind sie denn, wenn das Bier aus der Küche schreit „Sauf mich, du wirst eh nie trocken, warum auch, ist eh total fad, oder willst du so aussehen, wie die ausgetrockneten Kettenraucher, die du gerade in der Gruppe getroffen hast?"

Ich habe in solchen Situationen niemals zum Telefon-
hörer gegriffen und eine der vielen Nummern gewählt, die
auf den vor mir liegenden unzähligen Selbsthilfe-Visiten-
karten standen. Ein paar habe ich heute noch davon.

Das Unterbewusstsein arbeitet immer. ES arbeitet sehr
zuverlässig, und ohne dass wir das bemerken oder wahrnehmen. Es ist „online", „wireless", immer in direkter Verbindung mit den Abspeicherungen und Programmen, den
Worten und Therapien, den Suchttherapeuten und den
Selbsthilfegruppen, den Beratern und Zeitschriften, den
TV-Sendungen und Büchern, den Trockenen, den Angehörigen, den Müttern, Vätern und Kindern, den Freunden,
Arbeitskollegen, Chefs und Briefträgern, den Nachbarn
und Pfarrern und Kneipenbesitzern, die immer genau das
sagen, was wir hören wollen:

„Du schaffst es sowieso nicht!"

Stopp! Sage ich an dieser Stelle. Ich bin jetzt da.
Ich sage doch, wir schaffen das, schau mich an!

Um das Ganze hier nochmals zusammenzufassen:

Fazit:

*Die Menschen, die Abhängigen fürchten sich von einem
unüberschaubaren Zeitabschnitt! Beschreibung:*

„Ich muss bis zum Ende meiner Tage trocken bleiben."

Es ist in unserem Gehirn, in unseren Programmen überhaupt nicht vorgesehen, so weit zu denken, geschweige denn zu fühlen.

Wie soll ich einen solchen Zeitabschnitt überblicken, ihn mir vorstellen, und dann auch noch programmieren können? Wer kann mir das beantworten? Richtig, *niemand!*

Denn die Zukunft ist eine meist unbekannte Einheit. Sie wird aus meinem Jetzt, aus meinem JETZT vorherrschenden Programm verursacht. Sie wird nicht vom Nachbarn, vom lieben Gott oder von deinem Arzt des Vertrauens verursacht, sondern von mir ganz alleine. Oder hat schon einmal irgendjemand die Zukunft getroffen? Wie sieht sie aus? Was sagt sie und was tut sie?

Und hier beginnt die Freiheit, meine Freiheit. Die alles überragende Freiheit. Die Freiheit in allen Lebensbereichen.

Sie lautet:
„Ich bin der Schöpfer meines Lebens.
Und da dies so ist, erschaffe ich mir mein Leben ab jetzt,
ab dieser einzig existierenden Sekunde, als mein bestes Leben.
Ich erschaffe es mir als das beste Leben, das ich mir als das
beste Leben jetzt und heute vorstellen kann.“

Und ich weiß:

„Ich verdiene das beste Leben, das ich mir jetzt in diesem Augenblick vorstellen kann!“

Ich kann das täglich neu tun. Denn jeder Tag, jeder Moment beinhaltet die Chance für einen Neubeginn.

Vergessen wir überholte und alte Programme, wie „Schuster bleibe bei deinen Leisten!" Das ist alter Müll, alter Mist und gehört schon lange auf die Scheiterhaufen dieser Welt.

Das Leben ist Veränderung. Es verändert sich auch ohne Dein Zutun, auch ohne Dich. Du lässt es dann verändern. Du bist kein Teil davon. Du hast Anteil, einen Anteil am Leben, meistens gehört es dann den Anderen. So wie bei jedem Süchtigen.

Das ist die Tendenz des Lebens als Leben. Es gibt nie KEINE Veränderung. Und so kann ich mir in jedem einzelnen existierenden Moment und Augenblick, mein Leben neu verursachen und gestalten, mit den besten Bildern, die sich mir in diesem Moment anbieten.

Wo sind dann der Suchtdruck und das Sucht-Gefängnis geblieben? Ich lasse mich nicht mehr länger in die Irre führen. Ich gehe den Weg der Freiheit und erzähle jedem, der mich davon abbringen will: „Ich bin der Schöpfer meines Lebens, und ich bestimme jetzt und in diesem Augenblick, wie es mir jetzt gehen darf!"

„Und JETZT, in diesem einzigen Moment, der existiert, lasse ich dieses Glas stehen, und im nächsten Moment lasse ich das nächste Glas stehen! Und ich bin frei!"

Zu 2.)

Durch dieses **Erkennen** der Wahrheit in seiner tiefen Dimension habe ich bereits den zweiten Schritt vollzogen: „Das Anerkennen!" Anerkennen einer Wahrheit findet statt, in dem ich mich ehrlich und wahrhaftig mit mir und meinen Programmen auseinandersetze und danach eine Entscheidung für mich treffe. In diesem Augenblick ist mein ganzes Energiefeld, meine komplette Aura und meine Matrix auf Neubeginn programmiert und dies geschieht auch im gleichen Moment, wie die Entscheidung selbst.

Zu 3.)

Durch das **Anerkennen**, das auf einer höheren Ebene, weit entfernt von unseren Sichtfeldern stattfindet, komme ich in das Feld des „Zulassens." Auch dies geschieht hier ohne mein weiteres Einmischen. Das Zulassen entsteht durch das Anerkennen. Das Anerkennen entsteht durch das bewusste Erkennen und das bewusste Entscheiden.

Zu 4.)

Und hier geschieht unser persönliches Wunder:

DAS LOSLASSEN

Was auch immer loszulassen ist, was auch immer losgelassen werden muss, wird hier geschehen. Hier in diesem Moment und in diesem Feld findet das Loslassen statt.

Dieses Loslassen ist kein Akt des TUNS, sondern ein Ergebnis unseres SEINS.

Und das ist ein Wunder! Und ein Geschenk! Und mehr gibt es hier auch nicht mehr zu sagen, ☺ ☺ ☺ für den Moment.

Wie hast du deinen Entzug erlebt?
Wie lange hat er gedauert?
Und wie ist er abgelaufen?
Und was ist überhaupt EIN Entzug?

Welchen der ca.50 Entzüge? Ich erzähle gerne über einen oder zwei. Nein, ich erzähle über die körperlichen, psychischen und seelischen Abgründe, die in den Phasen des Entzugs aufgetreten sind. Ich erzähle es als Zusammenfassung vieler Entzüge, weniger als Darstellung einzelner, oft unterschiedlicher Situationen.

Jeder einzelne Entzug war anders und doch waren sie alle gleich. Ich möchte zum einfachen Verständnis ein paar wichtige Schritte, die immer gleich waren, zusammenfassen.

Ich liste den Ablauf hier chronologisch auf, wie es bei mir war:

- Ich entscheide mich, oder es wird entschieden von Anderen (oder mein Körper entscheidet, weil es zusammengebrochen ist, knocked-out), „Schluss mit Trinken!"

- Ich lasse den Alkohol stehen

- Ich kaufe keinen neuen Alkohol und beseitige – sofern vorhanden – die Reste

- Ich freue mich über meine Entscheidung

- Wenn andere Menschen daran beteiligt sind, in dem Fall ist es einfacher, freuen diese sich mit und werden eingebunden in weitere Maßnahmen

- Ich beginne, Unmengen Wasser zu trinken

- Das Essen ist unmöglich

- Nach wenigen Stunden beginnt der Suchtdruck, der kriecht aus der Magengegend bis in den Thymusbereich und den Halsbereich und dort bleibt er stecken

- Von dort nimmt er direkt Kontakt mit dem Gehirn auf, das bereits begonnen hat, sich stark zu verkrampfen. Der Laie stelle sich das so vor: Du fühlst, wie sich die Gehirnmasse von der Gehirnschale trennt und ein Eigenleben entwickelt. Du fühlst deine Gehirnschale als Knochenmasse, als dichte Masse, die von außen undurchdringbar erscheint.

- Von innen heraus, aus der Tiefe des Gehirns, beginnt es bereits zu kochen. Es fühlt sich so an, als ob sämtliche Gehirnwindungen, die Gehirnmasse, das Gehirn quasi „fang mich" spielen. Wer ist Erster, wer ist der Stärkere? Dies führt zu einem total Chaos im Gehirn. Das Gehirn fühlt sich von innen heraus eiskalt an. Dazu kommt die große Hitze, die von außen auf das Gehirn drückt. Die Hitze entsteht durch die Kreislauftätigkeit während des Entzugs. Die Leber, die Bauchspeicheldrüse, die Galle und die Nieren haben sehr viel zu tun, um die Gifte zu beseitigen. Die großen Mengen an Wasser tun ihr Übriges dazu und so ist der ganze körperliche Bereich in großer Aufruhr.

- Das Gehirn beginnt sich zu verkrampfen und kann die Körperfunktionen nicht mehr steuern.

- Die Beine fühlen sich an wie nicht vorhanden, oder nicht zum Körper gehörend. Mit den Armen ist dies ebenso.

- Eine Koordination von Extremitäten und Gehirn ist praktisch unmöglich und völlig unterbrochen. Dieser Zustand kann viele Tage anhalten.

- Das Gehirn ist auf Wachzustand programmiert. Es ist möglich, dass tagelang kein Schlaf gefunden werden kann. So war es immer bei mir.

- Ich beginne, mich - wie getrieben - zu beschäftigen. Ich ging immer an die Luft. Ich bin tagelang und nächtelang in der Gegend herumgelaufen, ohne Rast und ohne Ruh. Meistens mit meiner Mama, danke dafür.

- Kaum wieder zu Hause angekommen, habe ich Unmengen Wasser getrunken, bin zur Toilette gegangen, und wieder raus, 20x, 30x, 40x am Tag und in der Nacht.

- Rastlosigkeit und unbeschreibliche Unruhe wären hier die richtigen Begriffe, gepaart mit einer unbeschreiblichen Angst und Panik und großer Sorge vor den nächsten Stunden und Tagen.

- Meistens am zweiten oder dritten Tag des Entzuges kam eine Dankbarkeit hinzu, die die kommenden Tage leichter erscheinen ließ. Hier waren auch die ersten flüssigen Mahlzeiten wieder möglich. Meistens sauer, salzig und scharf.

- Ungefähr am vierten Tag begann das Gehirn sich zu entspannen und ein Minutenschlaf kam und ging.

- Die Hygienemaßnahmen wurden wieder interessant und damit begann ein „sich-wieder-Wohlfühlen" in der eigenen Haut.

- Nach circa fünf Tagen war es äußerlich fast nicht mehr festzustellen, welche Exzesse hinter mir lagen und das Interesse an der Umwelt und der Umgebung nahm zu

- Meistens waren viele Scherbenhaufen zu beseitigen – über Tage hinweg –bis wieder ein normaler Alltag Einkehr halten konnte.

- Doch da stand dann meistens der nächste Rückfall wieder vor der Tür und das Ganze begann von vorne.

- Das waren übrigens „normale" Entzüge. Ich fiel auch ins Delirium, das war schon in den 80er Jahren der Fall. Da musste ich allerdings stationär aufgenommen werden. Dann war ich Jahre später für fünf Tage im Tiefschlafkoma, hatte mehrere Krampfanfälle, wovon jeder einzelne schon zum Tod hätte führen können, und ich hatte viele schlimmere Entzüge, als sie oben beschrieben wurden, bis hin zu Selbstmordgedanken.

Ein Entzug ist wie folgt kurz zu beschreiben:

Wikipedia sagt dazu, ich zitiere: Alkoholentzugssyndrom

Ein Entzugssyndrom kann auftreten, wenn der Alkoholkonsum reduziert oder abrupt beendet wird. Dabei können heftige bis lebensbedrohliche Entzugserscheinungen auftreten.

Entzugssymptome sind Übelkeit, Nervosität, Schlafstörungen, der starke Drang, Alkohol trinken zu müssen („Saufdruck"), Gereiztheit und Depression. Ist die körperliche Abhängigkeit schon fortgeschritten, kommen beispielsweise starkes Schwitzen, Zittern (vor al-

lem der Hände), grippeähnliche Symptome und – in äußerst schlimmen Fällen – Krampfanfälle hinzu mit Zungenbiss und Halluzinationen bis zum gefürchteten Delirium tremens.

Das unvollständige Delir („Prädelir") zeigt vor allem gegen Abend Halluzinationen, Schlafstörungen und Schreckhaftigkeit. Der Patient schwitzt und zittert, Grand-Mal-Krampfanfälle können vorkommen. Das eigentliche Delirium tremens macht sich bemerkbar durch Desorientiertheit, Übererregbarkeit und psychotische Erscheinungen wie illusionäre Verkennung sowie optische (gesehene) und taktile (gefühlte) Halluzinationen. Das vegetative Nervensystem entgleist, der Patient bekommt Fieber, Bluthochdruck, einen zu schnellen Puls (Tachykardie) und schwitzt sehr stark (Hyperhidrose). Zittern (Tremor) ist obligatorisch. Sieben Prozent aller Delirien verlaufen lebensgefährlich mit schweren Kreislaufstörungen.

(Quellenverweis: Wikipedia 2013 Alkoholismus http://de.wikipedia.org/wiki/Alkoholkrankheit#Alkoholentzugssyndrom) (3)

Hast du es auch selbst, ohne fremde Hilfe, versucht, vom Alkohol los zu kommen?

Ich habe immer auf eigene Faust versucht, los zu kommen. Viele Jahre hinweg sollten es ja weder die Familie, noch das Umfeld bemerken. Ich habe immer eine Grippe, eine Erkältung, eine Migräne oder einen Unfall vorgeschoben, wenn ich im Entzug war. Die ersten zehn bis fünfzehn Jahre ging das auch ganz gut. Später konnte ich das nicht mehr alleine durchhalten, da es zunehmend zu extremen Ausfällen während der Entzüge kam. Die Entzüge waren allesamt lebensbedrohlich. In der Klinik war ich nur einmal zum Entzug. Ich hatte ja Fachleute um mich herum, die sich auskannten mit Entzügen. Ich habe Monster gesehen und wurde von Spinnen verfolgt, die mich fressen wollten. Ich kenne jede Fratze, die von der Decke auf mich zu kroch. Ich kenne jedes Versprechen und jede Verlockung und Sinnestäuschung. Oh, mein Gott, wie konnte ich das alles überstehen?

Ich bin heute so dankbar für mein Leben und auch dafür, dass ich diese Fragen beantworten darf. Sie helfen mir festzustellen, wo ich stehe.

In welchen Situationen war Aufgeben die Idee?

Das erinnere ich nicht mehr. Ich glaube zu wissen, dass das nie der Fall war. Ich kenne dieses Gefühl immer nur in sehr kurzen Erscheinungsmomenten. Ich war mein ganzes Leben lang nie lange in einer Phase des „ich gebe auf." Wenn ich diese Momente hatte, dann immer nur relativ kurz.

Ich habe mich auch nicht gewehrt, ich wusste: ES IST SO! Ich bin jetzt im Entzug. Ich habe wieder getrunken. Ich habe schon wieder versagt. Ich hatte immer schnelle eine Klarheit über die Realität vor Augen.

Wer oder was hat dir Kraft gegeben und dich zum Durchhalten animiert und ermuntert?

In welchen der mindestens 30-50 Situationen? Ich kann dies nur ganz wenig an Personen knüpfen, auch wenn diese vielleicht beleidigt oder enttäuscht sind. Meine Mama, meine Schwester, Gerd, Cornelius, meine Tante Lotti und der Onkel Waldemar, Brigitte und ihren Mann. Es gibt viele Menschen, die mir halfen und mich auch animierten und an mir oft verzweifelten. Jedoch war dieses Animieren mehr ein Aufruf, eine Aufforderung zum Aufhören, weniger zum Durchhalten.

Die Kraft? Ich denke, es handelt sich um eine übergeordnete Kraft, eine Kraft, die ich erst heute zuordnen kann. Die Kraft war immer schon da. Sie ist für uns alle. Ich habe sie am meisten während des Trinkens gespürt, damals. Heute ist das natürlich anders. Wäre ja wirklich sehr schade, wenn ich heute wieder trinken müsste, um diese Energie, diese Kraft und diese Stimme der Stille zu hören.

Ich rede mit der Geistigen Welt, mit Gott, mit Jesus und oft auch mit mir selbst. Es stellt sich mir dann eine Petra jenseits des Schleiers vor mein Auge und mit der/die/das rede ich dann.

Von Ermunterung zu reden, wäre hier glaube ich auch falsch. Ich möchte gerne ein anderes Wort finden, für das folgende Menschen stehen und denen ich hier an dieser Stelle erneut aus tiefstem Herzen danken möchte:

Meinem Neffen Philipp, meinen Kinder Timo, Maximilian und Vivien, meiner Mutter Hannelore, meiner Schwester Anette, Gerd und Cornelius, meinen Freunde Helmut und Manfred, meiner Kollegin Ingrid, Familie Kleinert, Mischa, Hans, meinen Arbeitgebern und den vielen Menschen, die ich jetzt vergessen habe. Und „irgendetwas" und „irgendjemandem" in mir, von dem ich lange nicht wusste, dass es/er da ist.

Das Wort für mich heißt Liebe

Die Sucht beherrscht alles was Menschen ausmacht und alle Gewohnheiten bilden sich darum.

Der Alkohol ist weg – wie gehst du damit um?

Der Alkohol ist niemals plötzlich weggefallen. Wir müssen das hier sehr differenzieren. Oder willst du etwas mehr über meine Gewohnheiten damals und heute erfahren? Die Frage stellt sich mir so, also ob da einmal ein Besäufnis war, das vielleicht Jahre gedauert hat, dann einmal ein Entzug, danach keine Alkohol und danach das neue Leben. Das ist in den meisten meiner bekannten Fälle, und bei mir natürlich, niemals der Fall gewesen.

Ein Alkoholiker trinkt niemals einmal und dann nicht mehr oder halt weiter. Es sind immer Phasen, viele Abschnitte.

Glauben wir wirklich, ein Alkoholiker säuft gerne und würde niemals versuchen, selbst aus diesem Mist herauszukommen? Denn das würde ja die Frage beinhalten. Also kann ich das überhaupt nicht so beantworten.

Den ersten Teil der Frage beantworte ich so gut es mir möglich ist.

Kurze Darstellung und Erklärung:

„ICH BIN die Sucht", in diesen Momenten. Es ist niemals etwas „Getrenntes" von mir. Das ist der Grund, weshalb die Sucht nicht hinein in die Träume wirkt, sondern sie IST. Ich bin die Sucht. Nicht: Ich habe die Sucht. Das ist ein ganz wichtiger Aspekt.

Die Sucht ist niemals nicht. So wie wir niemals nicht sind. Ich kann doch nicht sagen, morgens bin ich die Sucht, nachmittags nicht, in den Träumen bin ich wieder die Sucht. Am Montag bin ich nicht die Sucht und am Freitag bin ich wieder die Sucht, weil ich da rückfällig werde.

Schau, die Menschen sind hier einem gewaltigen Lebensirrtum aufgesessen. So stellt es sich mir dar. Das Leben ist nichts was getrennt von irgendwem oder irgendetwas abläuft, und somit auch keine Krankheit, keine Sucht, keine Berufstätigkeit. Es ist immer eins mit allem. Wer versteht das?

114

Gewohnheiten sind bei Spiegeltrinkern natürlich – meiner Erfahrung nach – etwas gegebener. Das kann ich nicht sehr gut beurteilen, das müssten wir meine Mutter fragen, die Spiegeltrinkerin.

Bei mir war die Gewohnheit ja eher so: Der Freitag kam und mit ihm der Kampf „trinken oder nicht trinken!" Sonst gab es keine Gewohnheit. Wie gesagt: „ES" kam einfach, ES war da. Keine Gewohnheit.

Also ich kann nicht sagen, in der oder dieser Situation habe ich zum Glas gegriffen, das war nur am Anfang so.

Wenn die Sucht in vollem Gange ist, gibt es diese Trennung nicht mehr. Dann *IST ES die Sucht, ich bin die Sucht*. Darin liegt auch der Grund für die meiner Ansicht nach völlig falschen Ansätze der Therapien. Sie versuchen, die Gewohnheiten zu ändern, was nur begrenzt geht. Sie lernen den Menschen, wieder den Tagesablauf zu planen, regelmäßig zu essen, sich zu waschen, sich zu bewegen usw.

Das ist auch wichtig. Es ist etwas, was normal wieder gelernt werden muss, weil es ja Jahre brach lag, wenn es überhaupt gelernt wurde. In vielen Fällen wurde es nicht gelernt, und wir sehen es jetzt bei den Kindern und Jugendlichen, dass hier ein Haupt Programm liegt. Geben wir den Kindern wieder Struktur in den Familien, Zuverlässigkeit, Harmonie und Respekt im täglichen Miteinander, dann müssen sie auch nicht mehr saufen gehen, bis hin zum Koma.

Es gibt keine verlässliche Einheit, kein zuverlässiges Zuhause mehr. Na ja, bis auf wenige Ausnahmen. Die Kinder wachsen auf in Horten, Kindergärten, mit Tagesmüttern, in Ganztagesschulen, mit Hausaufgabenbetreuung, leben auf den Straßen, oder an den Computern.

In den Schulen neuerdings auch, weil ja die Ganztagesschulen unbedingt eingeführt werden müssen, damit sich bald überhaupt kein Familienmitglied mehr um die Kinder kümmern muss. So können Mama und Papa sich völlig den Berufen und der Freizeit widmen und ihre Kinder dann nachts in der Notaufnahme abholen.

Hast du das Fehlen des Alkohols ersetzt?

Das möchte ich nun doch etwas näher beschreiben, wie das war und ich weiß, dass auch hier DER WEG zur Heilung liegt und nicht in irgendwelchen Methoden, Vorgehensweisen, Programmen oder Verhaltensmaßnahmen- und regeln.

Ich habe alles versucht, gemacht, getan, um Veränderungen herbeizuführen. Es war alles umsonst. Selbst nach halbjährigen und noch längeren Pausen, ging es wieder los. Der Alkohol kam wie aus dem Nichts und alles war jedes Mal schlimmer als vorher.

Das Heimtückische am Alkohol, an der Krankheit ist, dass alles von Rückfall zu Rückfall schlimmer wird.

Der Entzug wird schlimmer, der Absturz wird schlimmer, alles wird schlimmer. Ich hatte mehrfach den Hinweis bei Entzügen von den Ärzten:

Den nächsten Entzug werden sie nicht überleben.

Und?
JA, mich gibt es immer noch!

Ich habe eines Tages den Punkt in meinem Leben erreicht, den wir *„the point of no return"* nennen. Mit meiner Mutter zusammen – sie hat nur zugeschaut - habe ich genussvoll ein Glas Rotwein, schluckweise getrunken. Danach habe ich das Glas auf unserer Terrasse zerdeppert und wusste in dem Moment ganz genau: „Das ist das letzte Glas in Abhängigkeit." Ich wusste, der Alkohol verliert jetzt seine Macht über mich. Ich drehe den Spieß um. Und so ist es bis heute geblieben. Das ist jetzt knapp 18 Jahre her. Ich habe in diesen vielen Jahren einige Male einen Schluck Sekt getrunken, niemals einen Suchtdruck oder sonst irgendein weiteres Verlangen gespürt und das kann meine Mutter auch von sich behaupten.

Hier muss ich allerdings nochmals den Hinweis einfügen, ohne die notwendigen Schritte und Maßnahmen, die vorher unternommen werden müssen, empfehle ich es auf keinen Fall, mir gleich zu tun.

Der Alkohol ist wie ein eigenständiges Wesen zu betrachten, das sich bei mir einnistet, es sich gemütlich macht und mein ganzes SEIN, mein ganzes Wesen einnimmt und zu dem auch wird.

Dieses eigenständige Wesen gilt es, „loszulassen", bewusst, durch Schritte und Maßnahmen, weniger durch Methoden und Anwendungen. Denn die funktionieren nicht. Jeder Mensch, jeder Trinker, hat sein eigenes „Alkohol-Wesen." Es gibt auf der ganzen Welt keinen „identischen Trinker." Die Therapien jedoch setzen auf einer Wahrheit an, die da heißt: Jeder Alkoholiker ist gleich. Der Alpha-Trinker ist so und so, der Beta-Trinker ist so, der Spiegel-Trinker ist so, der Quartals-Säufer ist so. Und weil die so und so sind, ist die Therapie so und so.

Versteht das jemand?

Ich aber sage hier und jetzt: „Es gibt keine einzige gleiche Aura, kein einzig identisches Energiefeld, keinen einzig identischen Trinker auf diesem Planeten und deshalb muss hier völlig anders und individuell und speziell angesetzt werden."

Und dann, ja dann ist das erfolgreich, wenn du das, was du jetzt lebst, als „erfolgreich bezeichnen möchtest!" Ja, das möchte ich und das tue ich, antworte ich hier sogleich.

Dass in manchen Fällen vom Dämon Alkohol gesprochen wird, unterstützt hier übrigens meine Wahrheit.

Denn der Dämon wäre ja in diesem Fall auch ein eigenständiges Wesen. Manche Theorien, in der esoterischen Szene gerne genommen, stützen sich auch auf eine Bezeichnung, die da lautet „Fremdbesetzung." Auch das ist natürlich nur ein Bruchstück, ein Bruchteil der Wahrheit. Es handelt sich natürlich um eine Art Fremdbesetzung, doch die weitaus wichtigere Frage hier lautet: „wer besetzt hier wen?", weniger „was besetzt mich!"

Hätte ich das damals kompensiert, wäre ich wieder zurückgefallen in den Alkohol. Wir nennen das Suchtverschiebung. Das passiert übrigens auch bei stationären oder ambulanten Therapien. Hier sind – wie schon gesagt – die Ansätze nicht vollständig richtig, deshalb verlagern die Menschen ihre Sucht. Vorzugsweise wird zum Kaffee und zu Zigaretten verschoben. Frauen verschieben ihre Sucht auch gerne hin zu Sex, Einkaufen und zu Liebe. Oft auch zu Überliebe und Kontrollsucht den Kindern und den Männern gegenüber und vielem mehr.

Ich habe nichts ersetzt, ich habe etwas SEIN lassen. Und dafür bin ich dankbar, dass ich diese tiefe Weisheit erfahren durfte. Diese Weisheit spüre und lebe ich in jeder Zelle und zu jedem Moment in meinem jetzigen Leben und das darf jetzt teilen und mitteilen.

An jeder Ecke – überall wird Alkohol angepriesen. Bei jeder Feier wird Sekt ausgeschenkt. Dieser Tatsache auszuweichen ist unmöglich. Alkoholkranke müssen damit rechnen, immer in Versuchung zu kommen.

Wie ging es dir kurz nach deinem Entzug?
Wie ging es dir nach jedem Entzug?
Und wie ist das heute für dich?

Wo soll ich hier wieder anfangen? Ich erzähle mal, wie es heute ist, und das sind mein revolutionärer Ansatz und mein revolutionärer Erfolg: „Mein Erfolg ist nämlich, *ein glücklicher Alkoholiker* zu sein."

Wüssten mehr Menschen, die sich noch in der Sucht befinden, dass es auch so geht, wie bei mir. dann würden viel mehr Menschen aufhören und aufhören wollen mit der Sauferei. Deshalb danke ich für die Möglichkeit, mich hier mitteilen zu können.

So hängt für jeden Alki das Damokles-Schwert über ihm/ihr, nämlich das Wissen – der Gedanke – und das was ihm alle Gutmeiner und Helfer sagen:

- *„Hör doch endlich auf mit der Trinkerei*
- *„Wenn du aufhörst, kannst du niemals mehr einen Tropfen Alkohol trinken*
- *„ Du musst aufpassen, wo überall Alkohol drin ist usw."*

Stellen wir uns dieses Leben einmal vor!

120

Und sie werden auf der Lauer liegen, jeder Deiner Familienangehörigen, Freunde, Menschen, die Dich kennen werden Dich pausenlos beobachten, jeden kleinen Schritt und Tritt werden sie kommentieren.

Selbst wenn das Tagesbewusstsein weiß, ich darf und will eigentlich nicht mehr trinken, so arbeitet das Unterbewusstsein dagegen. Und das Unterbewusstsein ist stärker. ES hat viel mehr Macht, als wir es uns vorstellen können. Es denkt und arbeitet sich von selbst, ohne dass wir es bemerken oder bewusst Einfluss darauf haben.

So sagt es dem Alkohol-Abhängigen:

- Das kannst du gleich bleiben lassen
- Was ist das für ein Leben ohne Alkohol?
- Du lebst dein halbes Leben schon mit Alkohol, wie soll das ohne gehen?
- Was machst du denn, wenn du dem Alkohol nicht widerstehen kannst?
- Wie gehe ich damit um bei Feiern, Festen usw.?
- Das schaffst du nie
- Dir glaubt sowieso keiner, am wenigsten deine Familie, deine Kinder, deine Freunde, dein Chef
- Was machst du denn bei einem Rückfall
- Wie verhältst du dich bei einem Rückfall anderen gegenüber, die jetzt so viel Hoffnung haben
- Lohnt sich das alles, das schaffst du sowieso nie
- Womit willst du den Alkohol ersetzen

Es gibt viele Gedanken, die sich hier denken und das ist der Grund, warum mindestens 70% aller willigen Alkoholiker wieder rückfällig werden. Ich glaube, es sind noch mehr. Viele fallen direkt nach der Therapie zurück und viele in der Therapie – so wie ich – viele auch Jahre danach!

Das ist nicht das Ziel!

Niemals ist das ein erstrebenswertes Ziel, für keinen von uns. Ein Leben ohne Alkohol, ohne Suchtmittel!

Aber es gibt DAS bessere Leben ohne Alkohol!

Ein glückliches, gesundes, freies und zufriedenes Leben, schöner als vorher! Ich weiß das, und deshalb lebe ich so!

Mit dem richtigen Ansatz, dem richtigen Wissen, dem Mut, dem Durchhaltevermögen, dem Wollen geht das „trocken sein" und „trocken bleiben"!"

Ich weiß das. Ich bin der beste Beweis dafür.

Denn:

ICH KANN JEDERZEIT WIEDER TRINKEN!

Ein Glas oder auch mehr.

ABER:

Und jetzt kommt der Knaller!

Ich will nicht mehr!

Ich habe keine Lust und kein Bedürfnis mehr zu saufen, auch nicht wenig.

ES ist weg.

Meine Freiheit ist zu wissen, ich könnte, ohne dabei sterben zu müssen. Die Freiheit nicht in Kategorien wie „nie mehr" oder „bis an mein Lebensende" denken zu müssen, wie es die Ärzte mir gesagt haben.

Das ist für mich **FREIHEIT**. Unbezahlbar.

Das macht mir Mut und bringt mich täglich weiter voran. Ich schreite immer weiter in die Unabhängigkeit von Alkohol und von anderen Dingen, Situationen und Menschen.

Bei allen anderen „trockenen" Alkoholikern, außer bei meiner Mutter, ist immer ein ganz wichtiger Faktor deutlich zu sehen und zu spüren:

„Sie sind unglücklich!" Sie sind frustriert, verhärmt, hart geworden, alt geworden, trocken geworden, keine Lebensfreude, keinen Lebenswillen, es ist immer ein Überleben und sie haben alle, alle, alle einen Ersatz gefunden. Bei mir ist es genau das Gegenteil. Ich werde einfach jeden Tag jünger, fröhlicher, erfolgreicher, gesünder, glücklicher, harmonischer, schöner, lebendiger.

Alles andere ist ein „trauriger Weg!"
Diesen traurigen Weg wünsche ich keinem Menschen.
Deshalb erübrigt sich für mich der Gedanke, was im außen zu tun ist oder wäre. Die Gesellschaft zu verändern, oder verändern zu wollen ist das Eine. Wir können alle anderen Menschen kaum dafür verantwortlich machen, dass wir abhängig geworden sind.

Auch Fragen, wie „warum ich und die anderen nicht", bringen uns nur in eine wesentlich schlechtere Ausgangsposition. Was soll diese Frage, was sollen diese Vergleiche ändern? Außer, dass das Verhältnis zwischen mir und denjenigen, mit denen ich mich vergleiche, eher schlechter wird.

Das ganze Thema hat mit anderen Umständen zu tun. Ich kenne einige Frauen und Männer, die nie einen Kontrollverlust hatten, nie einen Entzug, aber seit Jahrzehnten saufen wie die Löcher.

Wenn ich das Thema erkannt habe, mich erkannt habe, stellt sich diese Frage nicht mehr. So war das und ist das bei mir. Und so wird es auch bei anderen Menschen sein können, wenn sie das wollen.

Ich habe seit Jahren ein paar alte Wein- und Sektflaschen in meiner Speisekammer. Die stehen da, die interessieren mich nicht. Dieser Anflug der Sucht, dieses ES, kam nie wieder. Dieser Dämon kam nie wieder, weil ich weiß, warum er kam.

Meine tiefe Wahrheit über Heilung lautet:
„Wenn etwas kommen kann, kann es auch gehen!"
„Wenn ich den Weg kenne, auf dem es gekommen ist,
kann ich es auf demselben Weg wieder gehen lassen!"
„Ich muss wissen, warum der Dämon kam und mich
damit auseinandersetzen, dann kann er gehen!"

Um erfolgreich trocken zu bleiben ist der einzige Weg: Finger weg vom Alkohol.
Wie ist das heute mit einem Gläschen?
Bist du je wieder schwach geworden?

Darüber habe ich weiter vorne schon ausführlich geantwortet. Diese Frage kommt aus dem Kollektiv, aus dem Denken der meisten Menschen, die dies als DIE WAHRHEIT, die einzig gültige Wahrheit weitergeben, seit Jahrzehnten. Leider!

Es gibt niemals nur eine Wahrheit, weil es keinen einzigen identischen Menschen mit einer vergleichbaren Geschichte gibt.

Die nächste Frage muss ich anders beantworten, da: ich mindestens 50 Entzüge hatte. Der Grund dafür? Ich habe jedes Mal wieder angefangen zu trinken. In den Jahren der Abstinenz habe ich ab und zu mal an einem Glas genippt, oder mal ein Gläschen getrunken. Danach war alles wieder wie vorher. Ich habe nie mehr einen sogenannten Rückfall oder einen Suchtdruck gehabt. Ich wurde dabei auch nicht schwach, sondern ich habe das ganz bewusst entschieden, zu trinken. Meine Mutter hat das auch ein paar Mal gemacht. Die Reaktion war bei ihr genauso. Sie sagt auch: „es macht mir nichts aus, aber ich will es nicht mehr". DAS IST DER UNTERSCHIED.

Energie folgt der Aufmerksamkeit.
Worauf ich mich konzentriere, wird sich vermehren.
Das Gute und das Schlechte, Böse.

Die vermeintlich TROCKENEN leben falsch! Sie leben im Vermeiden von etwas. Das Leben, die Trockenheit konzentriert sich bei diesen Menschen auf das „Vermeiden eines Rückfalles". Worauf ich mich konzentriere, wird zu meiner Wahrheit, zu meiner Realität.

Wenn ich beginne, mich auf ein vorstellbares Leben in Gesundheit, Freiheit, Harmonie, Frieden und Glückseligkeit zu konzentrieren, verändert sich mein komplettes

Zellsystem, mein Zellgedächtnis und mein Energiefeld wird zu einer einzigartigen Explosion des Erfolges, des Lebens und des Seins.

Versteht das jemand?

Wie hat sich dein Leben danach verändert?

Nach den vielen Entzügen hat sich niemals irgendetwas verändert. Mir ging es immer schlechter und schlechter, in allen Lebensbereichen.

In dem Moment als ich ausstieg änderte sich ALLES. Was sich alles verändert hat kann ich hier nicht niederschreiben. Es würden 1000 Seiten extra Beilage daraus werden. Aber jedes einzelne Teilchen davon brachte mich zu dem was ich heute BIN, eine einzige Explosion des Lebens.

Du bist nun seit über 15 Jahren trocken.
Was geht in dir vor, wenn du an früher denkst?

Die Frage kann ich leicht beantworten, sitze ich doch nun eine Weile schon an meinem Leben durch das Beantworten dieser vielen intensiven Fragen.

Es hat sich jetzt über die vielen Seiten hier summiert. Ich muss sagen, ich wurde etwas aufgeregt, wenn ich denke, was ich alles hinter mir habe.

Wie schon erzählt, ist die Sucht ja ein Weg und keine Krankheit. Es handelt sich hier nie um ein einzelnes Stück „Etwas" sondern um ein Puzzleteil eines Ganzen. Und so kamen viele Puzzleteile nach dem Trocken-Sein, die auch Beachtung wollten.
Um die konnte ich mich dann intensiv kümmern, war es doch in den langen Jahren der Alkoholabhängigkeit überhaupt nicht möglich, etwas oder jemand anderen zu spüren als Petra, die Alkoholikerin.

Es kamen interessante Aspekte meines Seins in Erscheinung, die ich Stück für Stück lernte und noch lerne, als „wahr" zu nehmen, für mich wahrzunehmen.

Fragen wie: „Bin ich das, ist das auch etwas von mir, etwas das mit mir leben will? Oder ist es etwas, das mir nur als Spiegel dient? Hat das etwas mit mir zu tun?"

Diese Phase dauert an, bis zum heutigen Tag. Im Moment ist es mein Hund Bobby, der mich doch täglich mit vielen Fragen über das Leben beschäftigt. Das macht er ganz gut, der Bobby und ich bedanke mich bei ihm dafür.

Ich habe mich mit mir versöhnt, ich habe mir vergeben können. Das war ein guter Weg, ein schwerer Weg.

Ich liebe mich mit den ganzen Wegen und Vulkantänzen, die hinter mir liegen. Es kommt mir manchmal so vor,

als ob ich von einem Leben in ein anderes Leben ge-
schlüpft bin. Der Körper ist derselbe. Ich bin übrigens sehr
dankbar, dass mein Gesicht keinerlei Spuren der Sauferei
und Exzesse zeigt, wie bei sehr vielen Trinkern.

Ein Geschenk. Eine Gnade.

Wie fühlt es sich an, Alkoholikerin zu sein?

Es fühlt sich sau gut an. Oops.

Wie gehen deine Kinder damit um, dass beide Eltern Alkoholiker sind?

Meine Kinder kennen nur einen Elternteil, der Alkoholiker ist. Ich denke zu wissen, sie lieben mich. Wir haben
ein wunderbares Leben. Ich danke euch dafür. Ich genieße
jeden Moment und freue mich auf die Momente, die vielen
Momente, die noch gemeinsam vor uns liegen.

Zu ihrem Vater haben sie keinen Kontakt. Er hat sich
sozusagen vor über 14 Jahren vom Acker gemacht. Er ruft
mal an, so ab und zu, ich glaube so zweimal im Jahr. Allerdings erst sein ungefähr fünf Jahren. Vorher hatten wir
überhaupt keinen Kontakt und wussten viele Jahre nicht
mal, wo er sich aufhält.

Genaueres wissen wir leider nicht. Wie es meinen Kindern mit Alkoholiker-Eltern geht? Ich habe sie gefragt und bekam folgende Antwort.

Ich zitiere: „Wir wussten lange nichts davon, waren aber dann auch reif genug, damit umzugehen!"

Hat sich deine Sucht auf die Gesundheit deiner Kinder ausgewirkt? Wenn ja, in wie fern?

Ja und nein. Sie trinken keinen Alkohol, interessanter weise! Mein Neffe Philipp übrigens auch nicht, obwohl in seiner Familie auch mal ein Gläschen Wein getrunken wird.

Die Gesundheit meiner Kinder kann als außergewöhnlich gut bezeichnet werden. Sie sind gesund, und zwar in allen Körperbereichen: emotional, mental, physisch, psychisch.

Insofern beeinflusst mein beispielhaftes Leben schon die Gesundheit meiner Kinder.

Ich kümmere mich um mich. Ich pflege und verwöhne mich, ich esse und trinke mit mir, ich gehe mit mir ins Bett und stehe auch mit mir wieder auf, ich gehe mit mir einkaufen und ruhe mich mit mir aus.

Meine Kinder essen und trinken sehr gezielt und sehr bewusst, so wie ich das tue. Und da die Energie automatisch der Aufmerksamkeit folgen muss, ist das Ergebnis „Gesundheit!" – in allen Lebensbereichen. Was sonst?

Sie haben kein Verlangen nach Alkohol und leben ein sehr glückliches Leben. Sie sind ein großes Vorbild für die anderen Freunde und werden auch von einigen beneidet mit Worten wie: „Ach Maxi, ich beneide dich so, dass du nicht trinken musst."

Das sagten schon viele Freunde immer mal wieder. Aber das hat andere Gründe, wenn du jetzt diese Kinder und Jugendlichen bedauerst. Dazu müsstest du dich auch einmal in einer separaten Lektüre genauer äußern. Heute geht es ja um dich.

**Deine Zwillinge sind jetzt im Party-Alter.
Wie stehen sie dem Thema Alkohol gegenüber?
Und wie gehst du damit um?
Hast du ihnen verboten, Alkohol zu trinken?**

Das ist eine wunderbare Frage!

Bei meinen Kindern ist kein Impuls vorhanden, Alkohol zu trinken. Wir sind immer offen. Ich rede über alles, was mir stinkt und was mir auch bei anderen Kindern auffällt. Ich habe auch immer nachgefragt, als das los ging mit den Partys, so im Alter von 14-15 Jahren. Die Kinder berichteten immer von betrunkenen Freunden und Mitschülern. Und wir haben offen geredet. Ich habe viel gefragt und sie immer zum Selbst-Denken angeregt. Das mache ich bei allem so. Ich stelle Fragen, teile meine Meinung mit und lasse antworten. Und dann schauen wir weiter.

Die Freunde wissen ganz einfach, und das schon immer, dass meine Kinder keinen Alkohol trinken. Sie haben auch schon mal das eine oder andere alkoholische Getränke probiert und sich dann entschieden, dass das nichts ist für sie, oder dass es einfach nicht schmeckt. Sie sind aber tolerant genug, es den anderen Freunden zuzugestehen. So sind sie immer gern gesehen und haben auch viele Freunde, was wichtig ist.

Fazit hier: Alkoholiker fürchten sich vor Isolation, wenn sie trocken sind. Sie sind einem fatalen Irrtum aufgelaufen, denn in der Isolation befinden sie sich ja *mit* dem Alkohol, nicht ohne. Auch unsere Kinder/Jugendliche.

Sie wissen jedoch nicht – weil sie das auch in keiner Therapie gesagt und gelehrt bekommen –dass das ganz einfach falsch ist. Dass es immer an dem eigenen Verhalten und Vorleben liegt, was aus unseren Kindern wird. Je nachdem wie frisch, glücklich, wahrhaftig und authentisch ich als „glücklicher Trockener", als Elternteil, im Leben stehe. Ich habe noch nie etwas verboten. Wie soll ich etwas verbieten? Verbote machen neugierig auf das, was ich verbiete. Also mache ich das anders und habe seit 19 Jahren hundertprozentigen Erfolg damit.

Auch hier habe ich meine Kinder gefragt und bekam folgende Antwort:

„Es gab kein Verbot. Das Einzige was es gab, waren Zeitlimits (in der Anfangsphase). Es hat sich bei uns selbst nie der Druck ergeben und das Verlangen, mit zu saufen. Deshalb gab es auch keinen Drang, bestimmte von Mama gestellte Verbote zu brechen, denn es gab ja keine. Wir haben gesehen, wie „ungut" unsere Freunde nach zu viel Alkohol wurden, waren davon erschüttert und wollten einfach nicht mittrinken und genauso enden."

Zitat Ende.

Bist du heute in einer Partnerschaft, in einer Beziehung? Wie erlebst du die Liebe heute im Vergleich zu deiner Zeit als Abhängige?

Ich habe viele Beziehungen, aber keinen Partner, seit damals nicht mehr und ich will auch keinen – wenigstens heute nicht. Für mich stand damals fest, ich erziehe die Kinder alleine. Keine wechselnden Partner, nicht ständig ein auf und ab in meinen Problemen und wir sind super damit gefahren. Ich bin immer präsent, da ich meine eigenen Probleme im Griff habe und sie in den Griff bekomme.

Wie ich die Liebe erlebe? Ehrlich und wahrhaftig. So wie Liebe gelebt werden will. Ich kann das schlecht vergleichen, da es sich vor meiner abhängigen Zeit niemals und in keinem Fall um Liebe gehandelt hat.

Wie bist du überhaupt Abhängige geworden?

Eine blöde Frage, oder? Muss ich die beantworten? Wie soll ich die beantworten? Da könnte ich einen Krebskranken auch fragen, wie er ein Krebskranker geworden ist. Trotzdem, ganz kurz vielleicht: Aus den vielen oben genannten Gründen.

Ich war „auf der Suche." Daher kommt das Wort SUCHT. Ich habe gesucht, niemals gefunden. Ich hatte keine Alternative, keine Wahl.

Ich war alleine und ich fühlte mich tot, leer, wertlos und ungeliebt, unnütz und ausgenutzt. Es macht mich traurig heute, dass viele Menschen unter diesen Zuständen leiden mussten. Ich wünsche mir, sie können mir vergeben.

Du stehst heute im Leben, bietest anderen Menschen und Abhängigen Hilfe an.

Wie genau sieht deine Unterstützung auf ihrem Weg aus der Sucht heraus aus?

Ich stehe wirklich mitten im Leben. Das ist gut gesagt. Ich biete nicht nur Suchtkranken Hilfe an, sondern allen Menschen. Mein sogenanntes Spezialgebiet sind die abhängigen Menschen. Ich bin ja selbst Co-Abhängige meiner Mutter gewesen und diese Sucht ist nicht weniger schlimm. Die Sehnsucht, die Eifersucht, die Kontrollsucht sind auch schwere Persönlichkeitsstörungen, schlimme Bilder, wenn wir von der Aura reden. Es gibt die „stofflichen Süchte" und von „nicht stofflichen Süchte." Und alle sind mal mehr oder weniger „schlimm" und es ist sehr schwer, davon los zukommen.

Die schlimmste Krankheit, wenn wir hier in die Begrifflichkeit der „Krankheit" wieder zurückgehen können, die schlimmste Krankheit, die ich in meiner jahrelangen Praxis kennengelernt habe ist „Alkoholismus!"

Der Alkoholismus gilt medizinisch gesehen als unheilbar, bislang. Das ist der Grund, warum die Menschen auch mit der Abspeicherung kommen „unheilbar krank zu sein!" Dadurch ist es oft ein schwerer Weg, heil zu werden.

Wie ich die Leute unterstütze? Oh herrje, Tage brauche ich, das zu erklären. In ein paar Sätzen: Ich bin klar, authentisch, offen, ich mache Mut und gebe Perspektiven.

Ich biete Alternativen und ich biete keine Alternativen. Ich bin wahrhaftig, ich spreche die Wahrheit aus. Ich leiste Hilfestellung und lasse die Menschen selbst entscheiden, welchen Weg sie weiter wählen wollen.

Es gibt keine Methoden, „trocken" zu werden. Jeder Mensch, jede Seele ist ein Individuum, ein eigenständiges Wesen. Wie soll es eine Methode „xy" geben. Kein Mensch ist wie der andere. Jeder hat ein völlig anderes Zell- und Bakteriensystem. Wenn es keinen einzigen identischen Menschen auf der Erde gibt, wie soll eine Methode für ALLE wirken?

Es gibt überhaupt keine Methoden auf der Welt, die in der Wahrhaftigkeit funktionieren. Aber es gibt Wege und Möglichkeiten.

Ich bin da, ich bin anwesend, und ich kann mich einlassen.
Ich bin präsent für mich und die Menschen. Es entsteht ein Raum der Leere und der Stille. Ein Raum, in dem der personifizierte Mensch kaum existiert, nur noch sein Seelenbereich.
In diesem Raum ist die wahre Essenz der Seele und des Menschen zu spüren und wahrzunehmen und das Ego hat Pause.

Eine gute Basis für Heilung, wenn sie erwünscht ist.

Im Kontakt mit Alkoholikern siehst du deine Vergangenheit.
Was geht dann in dir vor?

Ich sehe immer meine Vergangenheit, denn sie ist das was ich jetzt bin. Heut bin ich glücklich über das was IST, und was WAR und was WIRD. Tiefe Liebe und Mitgefühl durchströmen mich und öffnen mich für die unendliche Wahrheit. Ich bin in der Lage, hinter die Fassade in die Tiefe der Menschen zu schauen und sie dadurch zu berühren.

Dies ist der Christusweg, den Weg den Jesus ging, und dem die Menschen folgten.

Ist das Schreiben für dich eine Art Therapie,
das Erlebte zu verarbeiten?

Eine lustige Frage. Nein! Natürlich nicht! Das Erlebte ist verarbeitet, sonst wäre ein Schreiben in der Wahrheit und der Leere der Emotionen unmöglich. Wäre es nicht verarbeitet, könnte ich nur Ego-gebunden meine Wahrnehmung darstellen. So ist sie einfacher und befindet sich in einem zeitlosen Raum.

Das Schreiben ist für mich ein Teil meiner Aufgabe. Mein Auftrag ist es, meine Erfahrung, mein Wissen, meine

Perspektive und mein glückliches Leben als Vorbild zu zeigen. Und dies einmal weniger im Ego–, sondern einmal mehr im Mut-Machen-Bereich.

Viele Menschen können sich kaum vorstellen, dass ich 56 Jahre jung bin und schon auf der Straße gelebt und gebettelt habe. Gebettelt für eine Dose Bier, morgens um vier Uhr am Hamburger Hauptbahnhof.. Gebettelt, weil ich kein Geld mehr hatte. Ja, Geld da, Dose gekauft, Dose weg; gestohlen von einem anderen Säufer, erneut betteln.

Wann immer ich diese Geschichte erzähle, erlebe ich fassungslose Menschen, in ein lebendiges, gesundes Gesicht blickend.

Ich bin ansteckend glücklich, aber auch tiefgründig wahrhaftig und bewegend und anregend.

Welche Idee, welchen Gedanken kannst du Suchtkranken mit auf dem Weg geben?

Ha, da würde ich sagen: Sich finden!
Sich auf den Weg zu machen, sich zu finden.

Ich lade jeden Einzelnen dazu ein, die Richtung zu überprüfen, und gegebenenfalls zu wechseln. Ein Wechsel verändert die Perspektive und die Sicht auf Dinge.

Ein guter Hinweis ist auch, seine eigene Situation einmal aus der Vogelperspektive zu betrachten. Das kann jeder Mensch tun, der mehr Klarheit über sein Leben haben will. Er sollte dies ohne Emotionen tun.

Und ich würde sagen:

„Entscheide dich für dich, entscheide dich für die nächste Stunde ohne Alkohol, dann wieder für die nächste Stunde, dann wieder für die nächste und ich begleite dich dabei, wenn du magst!"

Die Suchtkranken können dieses „auf nie mehr", diese Zeitspanne, die ihnen angeboten wird als Alternative zum Saufen, nicht überblicken, nicht überschauen und auch nicht annehmen. Wir wollen dieses Leben so nicht! Das ist ganz einfach und ich glaube, jeder Alki gibt mir hier Recht.

*Da*s ist und wird nie und niemals für Trinker eine Motivation sein, um mit dem Saufen aufzuhören!

Ich selbst bin der Mut und der Weg. Ich möchte den Menschen Mut machen. Ich habe über 50 Rückfälle gehabt und unzählige Entzüge, die von einem zum anderen Mal schlimmer wurde. Das ist normal bei der Alkoholsucht, dass die Entzüge immer schlimmer werden. Ich war mein halbes Leben Angehörige einer Alkoholikerin! Hey, schon das alleine reicht.

Und trotzdem, ich bin jetzt über 15 Jahre glückliche Alkoholikerin, „glücklich", und „in Frieden!"

Das ist doch ein Mut Macher! Selbst nach den 30. Entzug kann ein Mensch noch die Kraft und den Willen entwickeln, „aufzuhören!" oder anzufangen „mit dem Aufhören." Eines Tages gelingt es!

*Wer mich braucht, drehe sich um, ich stehe wie eine
Lichtsäule hinter ihm.
Es schafft jeder Mensch.
Jeder Abhängige kann es schaffen.
Meine absolute Wahrheit.*

Das ist meine absolute Wahrheit und egal von wo aus du startest, von welcher Lebenssituation aus dein Weg in die Freiheit und Unabhängigkeit beginnt, er wird geschafft. Es gibt einen Weg aus diesem Dschungel und ein Rückweg vom Vulkan, für jeden einzelnen Menschen.

**Fühlst du dich überhaupt krank?
Fühlst du dich heute noch krank?**

*Was ist Krankheit?
Was ist Gesundheit?*

An manchen Tagen fühle ich sehr viel Krankheit. Dabei handelt es sich aber weniger um meine Krankheit, sondern vielmehr um die Krankheit des Kollektivs, die Krankheit der Menschheit.

ICH BIN niemals „Alkohol-krank" gewesen, noch werde ich jemals wieder krank sein. Krank sein bedeutet etwas Umfassendes, etwas Perspektivloses.

Ich habe die Erfahrung gemacht, dass die Menschen die Wahrheit über Krankheit und Gesundheit gar nicht wissen wollen. Die wenigsten wollen die Wahrheit erfahren. Die Wahrheit und die Aufklärung entzieht allen Kranken nämlich die Möglichkeit, sich in eine vorgegebene Ecke zu verziehen und einen Schuldigen zu suchen für dieses oder jenes Problem.

Die Medizin spricht immer von Krankheiten und von Gesundheit. Du merkst schon, das eine ist im Plural gehalten, das andere im Singular. Welches davon ist jetzt richtig? Der Singular ist richtig. Wir müssen beginnen, umzudenken. Wir reden von Krankheit und Gesundheit und dies beschreibt nicht irgendwelche Körperbereiche oder Seelenbereiche sondern hier wird die Ganzheit des Menschen erfasst.

Der Zustand, die Verfassung des Menschen ist hier gemeint, fern ab von irgendwelchen Diagnosen oder Symptomen. So kann bei der „Krankheit Alkoholismus!" niemals von einer einzelnen Krankheit gesprochen werden, sondern auch hier ist der Mensch in seiner Ganzheit zu betrachten.

Wie wir schon gesagt haben, der Geist formt den Körper. Ist der Körper nicht in Harmonie und Gleichklang (wie bei einer sogenannten Krankheit zum Beispiel), dann ist hier immer ein bestimmter Bewusstseinszustand vorgelagert, der das Symptom im Körper verursacht.

Und dies sind wiederum Signale, ein Aufbäumen. Der Körper macht sich bemerkbar.

Er weist durch dieses Symptom uns darauf hin, er ruft uns: „Hier stimmt etwas nicht mit deinem Bewusstsein!"

Symptome gibt es unendlich viele. Jedoch deuten sie immer auf dasselbe hin: Nämlich auf das, was wir Krankheiten nennen.

Alkoholismus ist also auch kein Ereignis, das bei jedem Menschen gleich ist, obwohl das die Schulmedizin bedauerlicherweise (bei allen Krankheiten übrigens) immer noch so sieht.

Alkoholismus entsteht nicht aufgrund irgendwelcher Abläufe, die wir suchen und finden müssen.

Alkoholismus entsteht - wie alle anderen Krankheiten auch – aufgrund von Unwissenheit.

An jeder Ecke wird Alkohol angepriesen.
Bei jeder Feier wird Sekt ausgeschenkt.
Dieser Tatsache auszuweichen ist unmöglich.
Alkoholkranke müssen damit rechnen,
immer in Versuchung zu kommen.
Was meinst du dazu?

Die Frage ist doch eine andere oder? Die Frage lautet doch: „Hast du noch Angst vor Rückfällen und hast du Vorbeugungsmaßnahmen getroffen?"

Die bekanntesten und allgemein gültigen Vorbeugungsmaßnahmen für „gefährdete Trockene" sind:

- Keinen Alkohol im Haus zu haben
- Kein Getränk, kein Lebensmittel, keine Medikamente, keine Mundspülung zu nehmen, die Alkohol enthalten
- Ablehnungstrainings
- Notfallpläne
- Rückfallpläne und vieles mehr
- Die beliebteste Maßnahme ist: Ein Mensch, der sich um einen kümmert und kontrolliert. Ja die wird sehr gerne empfohlen und auch eingesetzt ☹

Ich möchte zum Thema Vermeidung und Vorbeugung und Kontrolle noch einige Punkte hier anmerken. Möglicherweise sorgen sie für etwas Aufklärung oder Überraschung:

Ein Mensch, der sich auf die Vermeidung eines Problems, einer Krankheit, eines Rückfalles, einer Trennung und was auch immer konzentriert, der bekommt genau das in seinem Leben.

Denn Energie folgt immer meiner Aufmerksamkeit. Worauf ich meinen Fokus lenke, worauf ich mich konzentriere, das wird immer zu meiner Wahrheit, zu meinem eigenen Ergebnis.

So klingt es logisch, dass ich beim Vermeiden eines Rückfalles automatisch einen Rückfall verursache. Ich möchte hier das stark strapazierte Wort „bestellen" weglassen. Vermeide ich Ängste, Stress, Trennung, Krankheit, Unwohlsein und vieles mehr, signalisiere ich in meinem Feld (meinem „UM-Feld"), ich möchte genau das.

Denn der Energie ist es egal, ob etwas mir gut tut, oder nicht gut tut. Die Energie IST, sie IST einfach und entscheidet niemals, ob etwas gut für mich ist oder schlecht. Somit geht ungefiltert, ohne Kontrolle, die Energie, die ich aussende auch hinaus in die weite Welt, um dort auf einen Resonanzkörper zu treffen. Dieser Resonanzkörper sendet mir dann mein Ergebnis.

Bei der Vorbeugung verhält sich das ähnlich. Vorbeugung ist in der heutigen Zeit ein Gesundheits-Modewort geworden. Ich glaube jedoch, dass kaum jemand so richtig weiß, was es damit auf sich hat. In dieser besagten Zwickmühle befindet sich auch die Medizin. Eine Vorbeugung erfordert nämlich zum Beispiel, sich so rechtzeitig und freiwillig einem Symptom, einem Hinweis, einem Anzeichen zu beugen, dass das „Schicksal" uns nicht mehr zu beugen braucht. Und hier setzt das Problem ein. Denn, wer weiß schon so genau, wovor er sich zu beugen hat?

Was das mit dem Alkohol zu tun hat, das kann ich erklären. Mal angenommen, du würdest nach einer erfolgreichen Therapie oder einem erfolgreichen Entzug „Vorbeugungsmaßnahmen" treffen. Du hast den Kampf gegen deine Alkoholsucht mutig und willig angetreten. Du beseitigst jegliche Spuren, gehst allen Menschen, die gerne Party machen aus dem Weg, meidest Familien- oder Freundestreffen, kontrollierst jedes Lebensmittel, verbannst alle Tropfen und Medikamente und Mundspülungen aus deinem Haus und dann sitzt du da.

Du sitzt und beschäftigst dich womit? Richtig! Mit dem Vermeiden von Alkohol. Dein ganzes Sein beschäftigt sich mit dem Thema Alkohol und mit dem Gedanken, ja nicht mehr rückfällig zu werden, und die Angst kriecht dir im Nacken hoch.

Dein Gedankenapparat bewegt sich und setzt Emotionen frei. Die Gedanken und Emotionen, die bei dir nun entstanden sind, werden in dein „UM-Feld" gesendet, um dort einen Resonanzkörper zu finden. Glaube mir, es dauert kaum ein paar Augenblicke, schon wirst du von üblen Gedanken und Gefühlen aufgesucht, die dich in einem Kampfmodus gefangen halten.

Und nun frage ich: „Soll das ein Leben lang so weitergehen?" Nein, wird jeder Mensch antworten. Sie haben dir gesagt, das würde nur circa zwei bis drei Jahre lang so weiter gehen, dann wärst du erst einmal aus dem Gröbsten heraus. Ja, daran kann ich mich auch noch gut erinnern.

Bedauerlicherweise hat das überhaupt nicht funktioniert. Mein ganzer Tag war ausgefüllt mit dem Gedanken an Alkohol. Zwar nicht mit der Beschaffung desselben, aber mit dem Vermeiden desselben.

Was ist nun besser? Körperlich gesehen ist natürlich das NICHT-Trinken viel besser, zumal ich schon längst tot wäre, hätte ich nicht die Kurve bekommen. Seelisch jedoch ist dies bereits ein Rückfall.

Und der Körper folgt der Seele. Der Geist formt den Körper. Dieser Satz ist bekannt. Dieser Zustand hat überhaupt nichts mit einem „glücklichen Trockenen" zu tun, sondern mit einer vertrockneten Rosine, die eifrig bemüht ist, sich einen Ersatz für den Stoff Alkohol zu beschaffen. Na ja, meistens ist der parallel schon vorhanden, der Ersatz, und muss in seinem Dasein nur noch etwas bestärkt werden.

Würde jeder Mensch verstehen, wie das Leben funktioniert, könnte auf der Basis der Deutung von Symptomen und Mustern und Karma durchaus eine Vorbeugung erschaffen werden. Sobald nämlich das Wesen und/oder die Muster verstanden werden, die zur Entstehung der Alkoholsucht beigetragen haben, können die Betroffenen sich freiwillig den Aufgaben stellen, in diesem Fall beugen, die Aufgaben und die Herausforderung annehmen und die Karma auflösen.

Wie ging es dir kurz nach deinem Entzug?

Was bedeutet kurz für dich? Das Wort kannte ich damals überhaupt nicht. Denn alles was mit Entzug zu tun hat, dauert „lang."

Mir ging es immer ganz grauenvoll, in und nach jedem Entzug. Ich kann heute auch nicht mehr sagen, welcher Entzug der Schlimmste war. *Jeder Entzug war „schlimm!"*
Ich erinnere mich an viele Situationen und Gefühle und möchte gerne ein paar teilen. Die ersten Stunden, und hier spreche ich von den ersten zwölf bis vierzehn Stunden, waren noch relativ gut auszuhalten, weil ja meistens noch genügend Alkohol im Körper war.

Je mehr das Gehirn wieder an Fahrt aufnahm, umso stärker kamen die Schuldgefühle, die Ängste, die Wertlosigkeit und die Verzweiflung hoch. Der Feind im Nacken.

Das, was ich mit dem Trinken vermeiden wollte, überrollte mich jetzt mit einer derartigen Kraft, dass mein Körper meistens kurzfristig aufgab.

Ich habe ein Gehirn, das immer schon unter Höchstleistung stand. Hatte ich Alkohol getrunken, stand der Gedankenapparat für einige Zeit still. Hörte ich dann wieder auf mit dem Trinken, fing das Denken wieder an. Ich musste dann mehr denken als vor dem Rückfall!

Es fühlte sich immer so an, als müsse mein Gehirn „nacharbeiten!"

Alles, was es in den Tagen der Sauferei zu „denken"
versäumt hatte, musste nun auf einmal nachgeholt werden.
Dieser Zustand verursachte immer eine extreme Unruhe
in mir. Gepaart mit den Schuldgefühlen, den Fragen, den
Ängsten, entstand ein Zustand, der eigentlich überhaupt
nicht auszuhalten war. Dazu kamen noch die Schlaflosigkeit und die Kälte.

Nach dem zweiten Tag kamen die Fragen.
Was habe ich alles gemacht?
Wo war ich überall?
Habe ich etwas angestellt?
Wer hat mich gesehen?
Mit wem habe ich so gesprochen?
Wo habe ich mir Geld geborgt, Alkohol besorgt?
Was habe ich dem Arbeitgeber gesagt?
Was habe ich dem und jenem gesagt?
Was muss ich sofort korrigieren und richtig stellen?
Wo muss ich mich entschuldigen?
Was ist zu tun?

Und so weiter und so fort.
Das sind schlimme Erinnerungen.

Einmal bekam ich nach einem Rückfall in meiner
Hamburger Zeit eine Mahnung mit Kosten von fast 2000
Euro für eine Reise nach Mallorca, die ich gebucht und
nicht angetreten hatte. Mir fiel damals auch noch so einiges
dazu ein, aber auf der Strecke des Saufens musste mir der
Termin für den Abflug nach Mallorca irgendwie „entgan-
gen sein!"

Lach. Viel lach. ☺

Ja, heute kann ich darüber lachen. Schon alleine die Idee, im Suff nach Mallorca zu fliegen. Ich wäre nie wieder zurückgekommen und ich war ja krankgeschrieben.

Oh Gott, ich möchte mir das gar nicht
weiter ausmalen.

Wie ging es dir nach jedem Entzug?

Jeder Entzug war anders und doch gleich. Bei zwei Entzügen erinnere ich mich noch gut an das „danach", weil diese Zeit für mich zu den schlimmsten Zeiten meines Lebens gehört.

Eine Geschichte erzählt von dem Rückfall, als meine Zwillinge Vivien und Maximilian gerade mal ein halbes Jahr alt waren.

Ich lebte zu dieser Zeit mit dem Vater meines verstorbenen Sohnes Timo und meiner Zwillinge noch zusammen. Drei Jahre lang hatten wir versucht, eigentlich ja nur ich, wieder schwanger zu werden.

Der Tod meines Sohnes war für mich ein großer Einschnitt in meinem Leben. Ich möchte sagen, es war eine absolute „sowohl – als auch" Situation. Einerseits konnte ich durch das Sterben meines Kindes eine Erfahrung machen, die mir bis heute sehr geholfen hat. Andererseits waren es die drei schlimmsten Monate meines Lebens.

Bis dahin dachte ich, ich hätte die schlimmsten Stunden schon erlebt, aber was da abging, sprengte alles was vorher war. Diese Stunden, Tage, Wochen, Monate, immer mit der Angst, was im nächsten Moment alles passieren kann im Krankenhaus. Es gab keine einzige Sekunde in dieser Zeit, in der ich hoffnungslos, voll des Mutes und völlig ohne Mut war.

Bei meinen Alkohol-Entzügen wusste ich, irgendwann ist das vorbei, und danach geht es mir wieder gut. Hier hatte ich keinen Einfluss. Hier war ich hoffnungslos ausgeliefert. Ich war wieder abhängig von Meinungen und Handlungen der Ärzte, von der Entscheidung des Kindes, vom lieben Gott, von allen möglichen Umständen und Gegebenheiten.

Was allerdings in diesen Monaten alles passierte, es passierte ohne Alkohol. Das war das Überwältigende an der Geschichte, auch heute noch, knapp 23 Jahre danach. Ich habe in vielen Stunden darüber nachgedacht, warum ich in einer derartigen Situation, in einer absoluten Grenzsituation, in der größten Belastung, die ein Mensch zu ertragen hat, warum ich „trocken blieb."

Die Meinung der meisten Menschen ist ja dahin gehend belegt, dass sie meinen, ein Alkoholiker trinkt unter Druck. Er trinkt, weil er einer Situation nicht gewachsen ist, weil er unter Druck steht, weil er keinen Ausweg sieht.

Meine Geschichte widerlegt diese Theorie. Ich habe aus völlig anderen Gründen meine Rückfälle produziert und deshalb wusste ich über 20 Jahre lang überhaupt nicht, was der oder die wirklichen Auslöser für meine Rückfälle waren und konnte so auch nichts tun.

Wenn ein Rückfall also wie aus „heiterem Himmel" kommt, und das haben meine Rückfälle mit denen vieler anderer Trinker gemeinsam, wo kommt er her, was ist sein Grund, warum kommt er und warum ausgerechnet zu mir?

Das sind Fragen, die ich mir immer wieder in meiner nassen Zeit gestellt habe und auf die ich nie eine tiefgehende und sinnvolle Antwort fand. Heute, 17 Jahre später, könnte ich diese Fragen beantworten. Und das macht mich sehr friedvoll.

Vielleicht kennt das jemand? Der Alkoholiker hat zu tief ins Glas geschaut. Die Menschen fragen ihn nach dem Grund dafür und er hat überhaupt keine Antwort? Bist du der Alkoholiker? Na dann, willkommen im Club!

Ich wurde oft, eigentlich immer danach gefragt, warum und weshalb ich trinke. Und hörte Sätze, wie: „Du weißt doch, was daraus wird und wie es dir geht. Du weißt, dass du sterben kannst und du immer kränker wirst." Ja ja ja, ich weiß alles.

Ich wusste alles, und weiter?
Was hilft mir das Wissen?
Was hilft dir das Wissen?

Jeder Alkoholiker weiß, was mit ihm los ist – ab einem gewissen Punkt auf jeden Fall. Es hilft dir nichts oder nur ganz wenig, oder es verursacht das Gegenteil, nämlich weitere „Schuldgefühle."

Jetzt weiß ich doch schon alles, denkt der Alkoholiker, man sagt mir ständig, wie und was und wann und warum, und trotzdem bekomme ich die Sauferei nicht in Griff. In bin ein totaler Versager, da kann ich ja gleich weiter saufen. Na was dann kommt, kann sich jeder denken.

Ich kann natürlich hier nur von meiner Situation reden, möge es bei jedem Trinker anders laufen oder gelaufen sein, was ich stark bezweifle oder in Frage stelle.

Und wie ist das heute für dich?

Heute ist es gut für mich.
Heute ist es sehr gut für mich.
„ES säuft mich nicht mehr!".
ES füllt mich, macht mich voll, volltrunken ohne Alkohol.

Mehr gibt es dazu im Moment nicht zu sagen.

Wie fühlt es sich an, Alkoholikerin zu sein?

Es fühlt sich sau gut an, heute.
Es fühlte sich sau schlecht an, gestern.
Es fühlt sich sau gut an, morgen, und übermorgen und überhaupt!

Ich habe es vermutlich als Letzte bemerkt, dass ich Alkoholikerin bin. Ich wusste es nicht. Ich wusste es – bis fast zuletzt nicht. Selbst in der Alkohol-Entzugsklinik in der Lüneburger Heide 1989 meinte ich noch, die anderen Klienten hier, das sind die Alkoholiker. Ich bin hier irgendwie zufällig reingeschlittert, oder noch besser: Ich bin hier, weil ich sonst meinen Arbeitsplatz verloren hätte. Was natürlich auch stimmte.

Wie kann das sein? Ja, gute Frage. Ich antworte: „ES IST GANZ EINFACH SO!" Ich habe keine bessere Antwort darauf und ich muss auch nicht immer alles erklären. Frage die Trinker, ob sie Alkoholiker sind. Ich kann dir die Antwort aber auch gleich hier geben. Oder kennst du sie?

Vor sieben Jahren, als wir nach Österreich zogen, begann mein Outing. Hier wagte ich zum ersten Mal, mich überhaupt in der Öffentlichkeit als „Alkoholiker" zu bezeichnen. Hier begann meine Heilung auf allen Ebenen. Ich danke dir und Euch dafür.

Danke fürs Zuhören.
Ich bin die Petra und ich liebe mich.
Ich liebe dich, der du dies liest.
Ich BIN.

DAS ENDE DES TANZES
…..VORERST

Nun habe ich erst einmal alle Antworten auf deine Fragen gegeben, die für dich an deinem heutigen 56.Geburtstag wichtig waren. Wenn alles integriert und wahrgenommen wird, folgt alles andere. Beachte, wie verbunden wir alle miteinander sind. Und denke daran, dass alles mit allem verbunden ist. Alle Teile dieses Ganzen müssen harmonisch zusammenarbeiten und jedes einzelne Teil hat eine besondere Bestimmung und Bedeutung.

Das Große folgt dem Kleinen.
Das Leben hat die Tendenz, sich immer
nach dem kleinsten existierenden Teil zu richten.

Das bedeutet, dass wir jeden Teil in uns ehren und achten müssen, auch den schwächsten Teil. Denn unser Dasein funktioniert und richtet sich nach dem schwächsten Glied in der Kette. Je schneller wir dies verstehen, umso schneller wird unsere Heilung funktionieren. Unsere Entscheidungen heute bestimmen und werden zu unserem Leben morgen. Wenn wir nicht entscheiden, wird trotzdem entschieden. In diesem Fall vom Unterbewusstsein oder von den sogenannten anderen Menschen. Es ist in jedem Fall eine Entscheidung vorhanden. Wir können uns immer selbst neu entscheiden. In jeder einzelnen Sekunde unseres Daseins können wir neue, für uns wertvollere Entscheidungen treffen.

Es gibt im Leben viel mehr als das, was wir sehen. Das Leben offenbart sich uns, wenn wir die Augen dafür öffnen. Und doch ist das, was wir sehen, das Wichtigste was uns voran bringt. Deshalb sollten wir es mit offenem Herzen erkennen und wahrnehmen.

Das Beste, was uns in unserem Leben passieren kann sind wir selbst. Wenn wir die Liebe unseres Lebens kennenlernen wollen, müssen wir nur in den Spiegel schauen.

Die Welt und das Leben hat Menschen wie uns notwendig. Wenn wir heil und gesund sind, können wir andere Menschen berühren und sie können auch heil und gesund werden und sein.

Zeigen wir Ihnen den Weg in die Freiheit.

Alles was uns geschieht, geschieht aus einem bestimmten Grund. Auch der Alkoholismus passiert weniger durch „Zufälle" oder „Vererbung", sondern vielmehr als ein Produkt unserer Zukunft. Es ist ein Hinweisschild für unsere Gabe, für unser Geschenk, für das, was sich durch uns zum Ausdruck bringen will.

Hast du dir noch nie überlegt oder die Frage gestellt? „Warum gerade ich?" Ich sage dir in den nachfolgenden Sätzen, was meine Antwort darauf ist, für mich. Mögest du deine für dich finden.

156

DAS GESCHENK

Was ist Das Geschenk?

Seit ich mich erinnern kann, hat mein Geist Bilder erfasst. Ich hoffe, ich konnte einige dieser Bilder auf den vorherigen Seiten teilen.

Das Leben ist eine Gabe, ein Geschenk. Es kommt in einem Geschenkpapier daher und meistens packen wir es nicht aus. Das glitzernde und farbige Geschenkpapier begeistert uns und so lassen wir das Geschenk gerne mal in der Ecke stehen. Wir möchten das Geschenk überhaupt nicht auspacken, nicht hinein schauen. Es könnte ja das Geschenkpapier zerstört werden. Achtung! Erst in der Tiefe, nach dem Auspacken des Geschenkes, finden wir das, was im Geschenkpapier, in uns steckt.

Was könnte das Geschenk sein? Vielleicht unsere ganz besondere Art, Liebe auszudrücken. Unsere Weisheit und Schönheit und alle Eigenschaften umzusetzen, die bereits vorhanden sind. Das könnte in unserem Geschenkpaket sein. Ein Individuum erreicht die nächste Stufe seiner eigenen Evolution und aktiviert diese Entwicklungsstufe auch bei anderen, indem es sein Geschenk auspackt und freigibt.

Unser Geschenk ist unsere Natur.
Es ist das, was uns ausmacht.

Die Sonne scheint, sie muss scheinen. Es ist die Natur der Sonne, zu scheinen. Die Sonne möchte von uns nichts dafür zurück haben. Unsere Natur ist es, zu geben und zu lieben. Auch wir sollten nichts zurück haben wollen. Wenn wir unsere Natur erkennen und *diese leben und somit das tun, wozu wir hier sind, dann besitzen wir einen einzigartigen Aspekt dieses All-seins.*

So wie es verschiedene Pflanzen, Steine und Tiere gibt, so gibt es auch verschiedene Menschen, überall auf dieser Welt.

Wir können niemals weniger sein als ein Ausdruck Gottes. Jeder Mensch kennt die Momente, in denen er sich wie auf den Gipfel eines Berges getragen fühlt und nicht mehr zurück möchte. Doch auch das wäre gegen die Natur. Wir können auf keinem Berg bleiben. Wir würden die anderen Berge gar nicht kennenlernen oder besteigen können. Deshalb müssen wir wieder zurück, absteigen, zum Fuß des Berges zurück. Dann dürfen wir durch das Tal wandern, um danach wieder auf den nächsten Berg zu steigen, den nächsten Gipfel zu erklimmen. Hier erhalten wir einen neuen Ausblick auf das Leben.

Wenn wir den Menschen diese Eigenschaft nehmen, in dem wir uns einmischen, eingreifen, indem wir Menschen fast schon drängen, sich zu verändern, dann nehmen wir ihnen das Schönste, nämlich den Weg zu sich selbst. In der esoterischen Szene tummeln sich immer mehr „Heilige", die meinen, Menschen heilen zu müssen und zu können. Wenn Menschen von „Anderen" geheilt werden, ohne dass der einzelne Mensch etwas dazu tut, wird ihm die einzige Möglichkeit genommen, sich zu entwickeln und seine Evolution voranzutreiben.

Aber genau das ist der Zweck des Lebens. Die Evolution. Das Leben ist Evolution und die Evolution ist die Absicht des Lebens.

Jeder kennt den Satz: Der Weg ist das Ziel!

Wer hat ihn jemals in seiner Tiefe wirklich verstanden?

Der Weg hinauf auf den Gipfel im Leben, gehört mit zu den schönsten Erfahrungen eines Individuums. Wenn wir etwas vermissen in unserem Leben, dann vielleicht, diesen Weg in der Wirklichkeit einmal wahrzunehmen.

Die meisten Menschen missen etwas, das sie gemeinsam teilen und gemeinsam „vermissen." Es ist ein wichtiger Aspekt des Daseins. Sie vermissen etwas in ihrem Leben, etwas, dessen Präsenz viel ausmacht, nämlich:

„Präsent zu sein, für die eigene Präsenz."

Wenige Menschen haben wirklich eine Ahnung davon, oder Kenntnis darüber, wie stark sich zum Beispiel eine disharmonische Verbindung zu einem engen Familienangehörigen auf sein Leben auswirkt.

Sie liegen in einem emotionalen Krieg mit diesen Menschen, und haben wenig oder keinen Kontakt. Sie müssen beginnen, ihre eigenen Probleme loszulassen und den ersten Schritt tun. Sie müssen um Vergebung bitten, den anderen Menschen und sich selbst. Denn meistens ist es die Wut auf uns selbst, die uns quält, lähmt und krank macht. Es ist nur in seltenen Fällen die Wut auf den anderen Menschen. Die unbewusste Wut auf uns, und das Wissen, dass wir in der Vergangenheit irgendetwas versäumt haben mit diesen Menschen, etwas übersehen haben, etwas unerledigt ließen.

Von heute an werde ich niemals mehr die Stimme erheben gegen die, die ich liebe. Ich stehe hinter ihnen wie eine Lichtsäule bis ans Ende aller Tage.

Die Kraft dieser Momente, die Veränderung in der Energie-Schwingung ist so tief greifend, dass diese Schwingung auf die gesamte

Familie übergeht und alle mit dieser Energie schwingen. Ein Leben in der Verbundenheit beginnt.

Alle Menschen haben Möglichkeiten in sich, diese Wut auszulöschen. Sie können das bei sich tun, und dann dieses Bewusstsein auf eine andere Ebene bewegen, um es schließlich auf die ganze Welt auszudehnen und es mitzuteilen.

Wo ist das Mitgefühl in unseren Familien? Eine gute Frage!

Das Universum strebt ständig danach, uns aufzuwecken und weist uns ständig darauf hin, was bereits in uns ist. Es weist uns auf unsere Kräfte und unsere Geschenke hin, in jedem einzigen Augenblick.

Wenn wir die Frage stellen,
sind wir empfänglich für die Antwort.

Warum will ich dies oder das? Es ist eine falsche Fragestellung. Mit dieser Frage werden wir selten ans Ziel kommen. Wir werden selten eine wahrhaftige Antwort erhalten.

Die meisten Menschen stellen sich und anderen Menschen die falschen Fragen. Ich kenne kaum Menschen, bislang wenigstens nicht, die sich die richtigen Fragen stellen, oder mir in meiner Praxis die richtigen Fragen stellen!"

Ich bekomme meistens Fragen wie:

- *Warum passiert ausgerechnet mir das?*
- *Was habe ich falsch gemacht?*
- *Warum sind meine Kinder zu ungut?*

- *Warum habe ich kein Geld, keinen Erfolgt?*
- *Warum bin ich krank?*
- *Warum kann ich keinen Partner halten?*
- *Wie bekomme ich einen Traumpartner?*
- *Warum ist das Verhältnis zu meinen Eltern so schlecht?*
- *Warum bin ich in der Schule ein Versager?*
- *Warum habe ich keine Freunde?*
- *Warum sehe ich nicht so gut aus wie andere Menschen?*
- *Warum habe ich keine so gute Figur wie die anderen Frauen?*
- *Warum habe ich keine Kinder?*
- *Warum bin ich überhaupt hier, wenn doch alles so schwer ist?*
- *Und viele weitere Fragen*

Welche von diesen Fragen bringt uns ans Ziel? Na?

Ich nehme immer folgende Möglichkeiten der Fragestellung, um wahrhaftige Antworten zu erhalten:

- *Was will sich durch mich zum Ausdruck bringen?*
- *Was will durch mich sprechen?*
- *Was versucht sich durch mich zu zeigen?*
- *Welche Kraft versucht sich ihrer selbst durch mich zu erkennen geben?*
- *Wir kann ich mehr ich selbst werden?*
- *Wie kann ich meine Geschenke teilen?*
- *Was ist meine Natur?*
- *Wer ist mein Geist?*

So aktivieren wir unsere spirituellen Eigenschaften und sehen uns selbst aus dieser Welt. Wir gehen in uns und werden uns einer

Sendung bewusst, die ständig ausgestrahlt wird. Eine Sendung, die sich auch sich selbst heraus ständig ausstrahlt.

Wir werden geleitet von der Sehnsucht unserer Seele, sich zu entfalten, und ihre beste Seite zu zeigen.

Wenn wir uns auf den Weg machen, wirklich zu finden, kommt die Entschlossenheit. Sie erfasst uns. Es entsteht der Wille. Der Wille hinter die Schleier zu kommen. Es entstehen Sicherheit, und absoluter Glaube und ein Wissen. Sie inspirieren dazu, uns auf unsere Geschenke einzulassen.

„Lassen wir uns jetzt auf unsere Geschenke ein!"

Daraus entstehen Dankbarkeit, Zulassen und Empfänglichkeit, sich zu öffnen. Es entstehen einfach unglaubliche Begegnungen und Geschenke.

Je mehr wir auf das eingestimmt sind, was wir tun sollen und was wir sind, umso mehr Synchronizität entsteht. Wir müssen uns folgendes klar machen: „Wir haben eine Verpflichtung gegenüber der Menschheit!" Jeder!

Eine einzige Möglichkeit, wie sich das höchste Gut manifestieren kann ist, einzutauchen in die Quelle unserer Geschenke.

Die Verbindung zu der Essenz geht verloren. Die Menschen vergessen. Ich bin die Erinnerin.

Wir trocknen unser Herz aus im Laufe unseres Lebens, und sterben lebend. Tot im lebenden Körper.

Wir leben ein Leben im Modus „Überleben in Angst und Sorgen." Das führt zu entsetzlichen Entscheidungen. Aus Angst und

Sorgen werden immer entsetzliche Entscheidungen getroffen. Entscheidungen, die Wut und Zerstörung als Konsequenz haben. Wir sehen das überall auf der Welt. In der kleinsten Zelle „der Familie", wie auch in den großen Zellen.

In dem wir unsere Geschenke und Talente zurückhalten, fordern wir die Menschen auf, auch ihre Geschenke nicht zu öffnen. Wir halten etwas zurück. Je mehr wir uns durch uns mitteilen und etwas bewegen, desto mehr wird die Welt etwas für uns bewegen. An jedem einzelnen Tag, mit jedem ersten Augenschlag am Morgen, sollten wir aufwachen und uns fragen:

- Was will heute durch mich zu Tage treten?
- Welche Kraft will in mir heute zu sich selbst werden?
- Wenn diese Fragen echt sind, wenn sie wirklich echt sind, dann wird uns das Universum seine Geheimnisse offenbaren.

Wir inkarnieren nicht auf dem Planeten, um von der Welt etwas zu bekommen, sondern um unsere Talente freizusetzen, die Talente und die Kräfte, die in uns sind.

Die Welt oder die anderen schulden uns nichts. Während wir uns entwickeln, stellen wir fest, dass die Lebenskraft, die Lebensessenz in uns danach strebt, sich zu offenbaren. Sie will sich offenbaren entsprechend dem einzigartigen Muster, das wir in uns tragen.

Dieses einzigartige Muster ist unser Geschenk und unser Mitbringsel an das Leben. Es ist, unsere Art, das Leben, die Liebe die Schönheit, die Freude und die Intelligenz des Universums auszudrücken.

Es auszudrücken, wie nur WIR es können.

Und weil jeder Einzelne eine einzigartige Manifestation dieser Essenz, dieses kosmischen Schicksals ist, hat jeder nicht nur EINE, sondern viele Möglichkeiten, diese Lebens Energie freizusetzen.

Wir sind sich erschließende Möglichkeiten, ich für mich und jeder für sich.

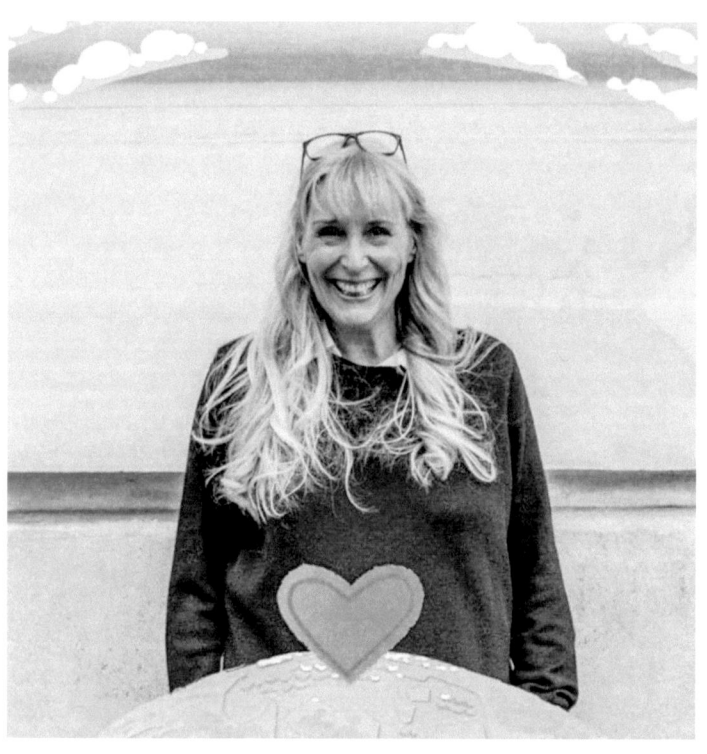

Mein Lebenslauf in Kürze:

Geboren am	8.August 1957 in Bönnigheim
Grundschule	1963-1967
Gymnasium	1967-1972
Wirtschaftsstudium	1972-1973 - Abschluss Fach-Abitur
Erste Arbeitsstelle	1973-1979 – die Story mit den Ladies
Studium	1979-1981 – engl.Wirtschaft &Politik
Zweite Arbeitsstelle	1981-1987 – Tonträger Stuttgart
Umzug	Ende 1987 - nach Hamburg
Dritte Arbeitsstelle	1988-1994 - Warner Ltd., Hamburg
Entzugsklinik	1989-1990 - Hansenbarg, Nordheide
Geburt/Tod Timo	1990-1991 - Timo
Geburt Zwillinge	1994
Ausbildung	1995 - Heilpraktiker Studium
Ausbildung	1996 - Ernährungsberatung
Umzug	1997 - zurück nach Schwaben
Ausbildung	1998 - med. Fußpflege
Ausbildung	1998 - Kosmetik und Thalasso
Eröffnung	1998 - Figura Fit Studio
Ausbildung	2001 - Finanzfachberaterin
Ausbildung	2002 - Versicherungsfachfrau
Vierte Arbeitsstelle	2003 - Volksfürs. Versicherung
Eröffnung	2004 - selbst. Maklerbüro
Fünfte Arbeitsstelle	2005 - Generali Deutschland
	2006 - finaler Zusammenbruch
Umzug	2006 - August nach Kärnten
Ausbildung	2006 - Energetikerin
Eröffnung	2007 - Regenbogenland
Erstes Buch	2014 Der Rest bleibt offen

is heute ☺ - ich liebe, ich lebe, ich lache im Licht. Dankbar

Ich möchte gerne diese Gelegenheit nutzen, ein paar Gedanken zu teilen, die mir so im Laufe des Schreibens gekommen sind.

Ich habe die Menschen noch intensiver wahrgenommen, seit ich mit diesem Buch begonnen habe. Es ist wichtig für mich, nochmals am Ende dieses ersten Buches mitzuteilen, dass ich keinen einzigen Menschen werte oder verurteile, der Alkohol trinkt. Ich verurteile und bewerte keinen Mann, keine Frau, die abends ein Gläschen Wein, oder ein Feierabend Bier oder ein Glas Sekt zum Geburtstag oder zu welchen Anlässen auch immer, trinken. Ich kenne das Wohlgefühl nach einem Schluck.

Ich verstehe sehr gut und beobachte sehr intensiv die ständig wachsende Vereinsamung der Menschen und diese ist in keinem Fall auf ein Alter beschränkt.

Wie einsam sind unsere Kinder und unsere Jugendlichen, wie leer, verlassen und unverstanden muss sich diese junge Generation fühlen, wenn sie loszieht, um sich zu voll zu saufen. Ich kenne viele dieser Kinder.

Frage ich sie nach dem Grund für das exzessive Trinken, bekomme ich immer dieselbe Antwort: „Keine Ahnung!" oder: „Das machen die anderen doch auch, alle machen das!"

Wie einsam und abgeschoben müssen sich unsere Senioren und Seniorinnen fühlen, die ein Leben lang für ihre Familien da waren, sie versorgt, umhegt und getragen haben.

Senioren, die jetzt in sogenannten Seniorenresidenzen vor sich hin vegetieren, bis sie endlich gehen dürfen. Ich kenne viele dieser Senioren.

Frage ich sie nach dem Grund für ihr Viel-Trinken, bekomme ich immer dieselbe Antwort: „Ich will nicht mehr!" oder: „Ich muss trinken, ich habe ja sonst nichts mehr!" oder: „Ich bin einsam, meine Kinder haben mich vergessen!"

Wie einsam müssen sich Männer fühlen, die meistens nicht einmal wissen, warum sie trinken. Hier spreche ich nicht von der Menge. Denn es macht überhaupt keinen Unterschied, ob ein Mann abends mit den Kumpels ein oder zehn Biere trinkt. Die Frage ist hier, warum finden sich gerade hier in Kärnten so viele Männer bereits vormittags um neun Uhr in den Kneipen? Und um die Mittagszeit finden sie sich dort wieder, und abends finden sie sich dort nochmals wieder? Ich kenne viele dieser Männer.

Frage ich sie nach dem Grund, bekomme ich immer dieselbe Antwort: „Weil es Spaß macht!" oder „Was soll ich denn sonst tun?" oder „Ich habe mir das doch verdient, ich arbeite schließlich!"

Wie einsam müssen sich Frauen fühlen, die heimlich trinken, die meistens nicht einmal wissen, warum sie trinken und ob sie bereits abhängig sind oder noch nicht. Ich bin der festen Überzeugung, dass die meisten Frauen, die regelmäßig (wenn auch nur ein Glas täglich) trinken, abhängig sind. Und diese Abhängigkeit spiegelt sich im Trinken.

168

Wer zeigt mir Frauen, die frei und unabhängig sich in Partnerschaften und Ehen, wie auch in ihrer Mutterrolle oder an ihrer Arbeitsstelle bewegen? Wo sind sie diese Frauen? Ich kenne viele dieser abhängigen Frauen.

Frage ich sie nach dem Grund, bekomme ich immer dieselbe Antwort: „Ich schaffe es sonst nicht!" oder „Die Kinder überfordern mich!" oder „Mir ist alles zu viel, da wird ja wohl ein Gläschen am Abend erlaubt sein!" oder sie gehen mit Alkohol auf die Piste, um sich Anerkennung durch Männer zu beschaffen und vieles mehr. Aber, in jeder dieser Geschichten kommt auch Petra vor. Ich kenne das und ich verstehe.

Gerade in der Weihnachtszeit finden sich viele Gruppen und sogenannte Freunde, die unter dem Vorwand von „Spaß haben wollen" und „gemütlich Beisammensein wollen", sich mit Glühwein und Punsch, oder anderen interessanten Getränken zuschütten.

Ich verstehe aber auch, dass sehr viele Menschen wirklich ab und zu ein Glas Alkohol benötigen, um dem Alltag zu entfliehen. Einem Alltag, der ihnen zu trist und gewöhnlich und gleichgültig vorkommt. Oder die gar nicht bemerken, dass sie gelebt werden.

Bedauernswert sind diese Menschen und sie haben alle mein ehrliches Mitgefühl. Denn was macht denn das Glas Wein, oder die Flasche Bier oder das Gläschen Schnaps in Wirklichkeit? Sie gaukeln Wohlbefinden, Wärme, Freundschaft, Harmonie, Glück, Familie, Heimat, Liebe und vieles mehr vor. Es ist aber ein Schein, eine Illusion. Denn aus wenig wird schnell mehr, aus Wohlbefinden werden auch schnell Streit und Aggressivität, Trauer und Depressionen.

In wie vielen Familien führt genau dieses eine Glas Wein, diese eine Flasche Bier an Weihnachten und anderen Tagen zu Unstimmigkeiten, Streitereien und Verletzlichkeit?

„in vīnō verĭtās"

Bedeutet: *„Im Wein [ist/ liegt] Wahrheit."*
Übersetzt:

> *Betrunkene Personen sprechen die Wahrheit,*
> *das heißt, die wahre Natur zeigt sich.*
> *„Wein ist der Spiegel des Menschen."*

Oder: *„Wein und Wahrheit"*

Alkohol wird als Genussmittel bezeichnet. Alkohol heitert auf, hebt die Stimmung meist an und kann auf Dauer oder bei übermäßigem Konsum dennoch gesundheitlich schaden. Alkohol ist Realität, der Zustand, in den er versetzt, ist eine Illusion, gefährlich und durchaus angenehm zugleich und genau das macht ihn so heimtückisch.

ALKOHOL in Zahlen und Fakten:

587 Millionen Euro: Werbeetat für alkoholische Getränke 2011 in Deutschland. Es wird also sehr viel investiert, um Bier, Wein, Spirituosen etc. zu verkaufen. Am meisten wird Bier beworben (68 % der Gesamtsumme), danach kommen Spirituosen (Jahrbuch Sucht 2013).

9,6 Liter reiner Alkohol: So viel wurde 2011 in Deutschland pro Kopf konsumiert. Damit ist der Verbrauch gegenüber dem Vorjahr gleich geblieben, im internationalen Vergleich jedoch weiterhin sehr hoch. Insgesamt wurden 136,9 Liter an alkoholischen Getränken pro Kopf verbraucht:

- 107,2 Liter Bier
- 20,2 Liter Wein
- 5,4 Liter Spirituosen
- 4,1 Liter Schaumwein/Sekt

74.000 Menschen sterben Schätzungen zufolge jedes Jahr in Deutschland an den gesundheitlichen Folgen eines riskanten Alkoholkonsums – meist in Kombination mit dem Risikofaktor Rauchen. Das sind mehr als 200 Menschen pro Tag. Unfälle sind bei dieser Zahl nicht enthalten.

15.898 Verkehrsunfälle unter Alkoholeinfluss, bei denen es zu Personenschäden kam, wurden im Jahr 2011 registriert. An diesen Unfällen waren 20.209 Menschen beteiligt, 400 Menschen starben an den Unfallfolgen (Angaben Statistisches Bundesamt).

4 Um diesen Faktor steigt die Wahrscheinlichkeit, dass ein Fahrer einen Unfall verursacht, wenn er eine Blutalkoholkonzentration von 0,8 hat. Das Sichtfeld eines Fahrers mit 0,8 Promille vermindert sich um 25 %.

15% Um so viel nimmt die Sehleistung ab, wenn jemand 0,5 Promille hat.

10% aller Verkehrstoten in Deutschland starben 2011 an den Folgen eines Alkoholunfalls. Damit starb jede zehnte Person, die im Straßenverkehr getötet wurde, an den Folgen ihres Alkoholkonsums. Alkoholunfälle sind folgenschwerer als andere Straßenverkehrsunfälle. Während auf 1.000 Unfälle im Straßenverkehr im Durchschnitt 13 tödlich verunglückte kommen, sind es bei den Alkoholunfällen fast doppelt so viele (25 Getötete bei 1.000 Alkoholunfällen).

32% aller Tatverdächtigen der im Jahr 2010 aufgeklärten Fälle im Bereich der Gewaltkriminalität standen unter Alkoholeinfluss – das sind pro Jahr über 60.000 Gewaltfälle, bei denen Alkohol im Spiel ist. Dunkelziffer: unbekannt.

40% der 18- bis 25-jährigen jungen Erwachsenen trinkt regelmäßig (mindestens einmal pro Woche) Alkohol. Das von vielen Medien vermittelte Bild der viel trinkenden Jugendlichen ist also oft verzerrt. Allerdings konsumieren zum Beispiel **13 %** der jungen Erwachsenen mehrfach pro Monat so viel Alkohol, dass sie die Grenze zum *Rauschtrinken* erreichen. Und setzen sich damit jedes Mal einem aus.

Quelle: Bundeszentrale für gesundheitliche Aufklärung (BZgA), Deutsche Hauptstelle für Suchtfragen (DHS), Statistisches Bundesamt, Polizeiliche Kriminalstatistik (4)

Alkoholabhängig in Österreich

Circa fünf Prozent der Österreicherinnen und Österreicher ab dem 16. Geburtstag sind als "chronische Alkoholiker" zu klassifizieren, was in absoluten Zahlen rund 350.000 Staatsbürgern – ein Viertel Frauen, drei Viertel Männer - entspricht.

Im Laufe des Lebens werden rund zehn Prozent der Österreicher alkoholkrank (vgl. Handbuch Alkohol, Uhl et al. 2009). Auf die Geschlechter aufgeteilt heißt das, dass jeder 7. Mann und jede 20. Frau in Österreich im Verlauf seines/ihres Lebens alkoholabhängig wird.

Pro Jahr erkranken rund 0,2 Prozent der Männer, 0,06 Prozent der Frauen bzw. 0,13 Prozent aller Österreicherinnen und Österreicher neu an chronischem Alkoholismus (Inzidenz), das entspricht in etwa 10.000 Neuerkrankungen pro Jahr.

Todesfälle in Zusammenhang mit Alkohol

Pro Jahr sterben in Österreich rund 100 Personen an einer Alkoholvergiftung. Diese sind als „Alkoholtote im engsten Sinne" zu bezeichnen. Von den 80.000 Österreichern, die pro Jahr sterben, sind 10 Prozent (d.h. 8.000 Personen) Alkoholiker. Da diese durchschnittlich um 20 Jahre früher sterben, kann man auch diese als „Alkoholtote im Sinne von verstorbenen Alkoholikern" bezeichnen.

Quelle: © Institut Suchtprävention, Linz (4)

Wer mehr über mich erfahren will, trifft mich hier:

http://petrabelschner.com

Quellenverweise:
1. Seite 4 - [1] Quelle: Handbuch Alkohol – Österreich, Zahlen-Fakten-Trends, LBI Sucht, AKIS, API 2001**Stiftung Maria Ebene** [18.5.04]
2. S. 5 - Quellen: - Deutsche Hauptstelle für Suchtfragen, Jahrbuch Sucht 2012 - BKA Bundeskriminalamt Wiesbaden, www.bka.de

3. S. 109 http://de.wikipedia.org/wiki/Alkoholkrankheit#Alkoholentzugssyndrom

Quelle: Bundeszentrale für gesundheitliche Aufklärung (BZgA), Deutsche Hauptstelle für Suchtfragen (DHS), Statistisches Bundesamt, Polizeiliche Kriminalstatistik (4)

Quelle: © Institut Suchtprävention, Linz (4)

S. 53 Quelle Wikipedia (5)
S.54 Quelle http://www.alkoholsucht.eu/ (6)

Wir sehen uns wieder und ich wünsche bis dahin

DAS BESTE LEBEN.

Also, bis bald, zur Fortsetzung.

Die Petra

Interview mit einer Alkoholikerin: Mit MIR

An meinem 56. Geburtstag, am 8.8.2013, habe ich dieses offene, ehrliche und mutige Interview mit einer Alkoholikerin geführt - MIT MIR! Warum, fragt Ihr? Um Mut zu machen, einen Weg in die Freiheit zu gehen, egal wie er für Euch aussieht!

Ich war über 20 Jahre lang abhängig: vom Alkohol, von Liebe, Aufmerksamkeit, vom Essen, von Menschen, Geld und Aussehen. Ich mache Mut mit dieser Erzählung aus meinem Leben. Mut auf ein glückliches und freies Leben, für Jeden von Euch. Keiner sollte ständig nachdenken und sich fragen müssen: „Wie überlebe ich diesen Tag?"

Ich spreche über einen völlig neuen Ansatz in der Alkoholismus-Therapie und neue Gedanken zum Thema Gesundheit von Suchtkranken. Dieser Ansatz kann nur von mir in die Welt hinaus getragen werden und diese tue ich hier mit diesem ersten Buch von mir. Ich bin schon sehr gespannt auf die Reaktionen aus dem medizinischen Feld und freue mich sehr darauf

www.bod.de

ISBN: 9783732297740

9 783732 297740